Resi Meier · Praktische Kneipp-Anwendungen

In der Natur geborgen: Kneippen hält fit – Kneippen macht Freude!

Helga Baureis: **Du wirst ja immer jünger.** Die besten Tipps für die schönsten Jahre. Neu! SBN 978-3-0350-5064-6

Emile Coué: **Autosuggestion.** Die Kraft der Selbstbeeinflussung durch positives Denken. Überarbeitete und erweiterte Neuausgabe in 5. Auflage
ISBN 978-3-0350-1507-2

Ely Hoekstra / Doke van der Neer: **Der aktive Beckenboden.** 4., verbesserte Auflage! Immer im dümmsten Moment – das muss nicht sein! Training zur Erhalten der Spannkraft, regeneriert und stärkt den Beckenboden in kürzester Zeit
ISBN 978-3-0350-5061-5

Sebastian Kneipp, heilkundiger Kräuterpfarrer: **Pfarrer Kneipps Hausapotheke**
Kräuter, Tees, Tinkturen, Öle und Pulver aus des Herrgotts Garten
Reich illustrierte Neuausgabe. 3. Auflage ISBN 978-3-0350-5056-1
– : **Pfarrer Kneipps Wasserkur.** Körperliche und seelische Regeneration mit der »Kneippkur«. Illustrierte Neuausgabe. ISBN 978-3-0350-5055-4
– : **Pfarrer Kneipps Kinderpflege in gesunden und kranken Tagen**
Von Asthma über Insektenstiche bis Zahnweh. Farbig illustrierte Neuausgabe
ISBN 978-3-0350-5069-1

Gerhard Leibold, Heilpraktiker: **Gesichtsdiagnostik** – Schüssler-Salze und ihre praktische Anwendung im Alltag. 2. Auflage. ISBN 978-3-0350-1505-8

Jürgen Freiherr von Rosen, Dr. med., Gersfeld: **Die Dr. von Rosen-Kur**
Entschlackung, Ernährung, Bewegung: ganz natürlich gesund.
Erscheint im März 2008, ISBN 978-3-0350-3035-8

Shirley Trickett, Krankenschwester und Therapeutin: **Endlich wieder angstfrei leben.** Selbsthilferatgeber gegen Angst, Depressionen und Panikattacken.
Gebunden, 9. Auflage. ISBN 3-0350-0020-4

Gesundheit geht uns über alles!
Bücher von Oesch und Jopp in Ihrer Buchhandlung, Versand- und Internetbuchhandlung
Aktuelle Programm-Informationen kostenlos per Post oder stets unter:
www.joppverlag.ch
www.oeschverlag.ch

Resi Meier

Praktische Kneipp-Anwendungen

Waschungen, Bäder, Dämpfe, Güsse, Wickel,
heiße Rolle, Auflagen, Heilkräuter, Kneippen mit Kindern

Illustrationen von Rolf Stickel

Herausgeber:
Schweizer Kneippverband, Bern

Die Angaben in diesem Band basieren auf dem bei Erscheinen der Neuausgabe aktuellen Wissensstand von Medizin und Naturheilkunde, soweit er Autorin und Verlag zur Verfügung gestanden hat.
Alle Ratschläge in diesem Buch wurden von Autorin und Verlag sorgfältig erwogen und geprüft; dennoch kann eine Garantie nicht übernommen werden. Eine Haftung der Autorin bzw. des Verlags und seiner Beauftragten für Personen-, Sach- und Vermögensschäden ist ausgeschlossen.

Alle Rechte vorbehalten
Nachdruck in jeder Form sowie die Wiedergabe
durch Fernsehen, Rundfunk, Film, Bild- und Tonträger,
die Speicherung und Verbreitung in elektronischen
Medien oder Benutzung für Vorträge, auch auszugsweise,
nur mit Genehmigung des Verlags.

5., durchgesehene Auflage 2008
Copyright © 2000 bei Schweizer Kneippverband, Bern
Copyright dieser Neuausgabe © 2005/2008 bei
Oesch Verlag, Zürich (Jopp/Oesch-Programm)

Umschlagbild: mediacolor's, Zürich
Druck- und Bindung: Ebner & Spiegel, Ulm
Printed in Germany

ISBN 978-3-0350-5100-1

Gern senden wir Ihnen unser Verlagsverzeichnis:
Oesch Verlag, Jungholzstraße 28, 8050 Zürich
E-Mail: info@oeschverlag.ch
Telefax 0041 / 44 305 70 66 (CH: 044 305 70 66)

Unser Buchprogramm finden Sie im Internet unter:
www.joppverlag.ch
www.oeschverlag.ch

Inhaltsverzeichnis

Vorwort 9

Einleitung 11

Leben und Wirken von Pfarrer Sebastian Kneipp 13

Die Kneipp-Gesundheitslehre 17
Ganzheitliches, zeitloses Gedankengut (5 Säulen) 17
   1. Lebensordnung 18
   2. Hydrotherapie (Wasserbehandlungen) 18
   3. Bewegung 19
   4. Ernährung 19
   5. Heilkräuter 20
Wassertherapie: Wirkungen und Ziele 20
Heilanzeigen einer Kneipp-Kur 23
   Wochenplan für eine Kneipp-Kur 24
Kneipp-Artikel und Heilkräuter im Haushalt 25

Kalte Kneipp-Anwendungen 27
Grundregeln für Waschungen, Wickel, Güsse und Bäder 27
Aktive Gesundheitspflege 28
   Die Haut und ihre Funktionen 29
Abhärtungsübungen 31
   Wassertreten 31
   Taulaufen 33
   Barfusslaufen 34
   Schneegehen 34
   Luftbad 35
   Sonnenbad 36
   Trockenbürsten 37
   Sauna 39

Die kalten Waschungen ... 40
    Wirkungen, Voraussetzungen, Durchführung ... 40
    Die kalte Oberkörperwaschung ... 42
    Die kalte Bauchwaschung ... 43
    Die kalte Unterkörperwaschung ... 45
    Die kalte Ganzwaschung ... 46
    Die kalte Waschung am Kranken im Bett ... 47
    Die kalte Serienwaschung ... 49

Die warmen und kalten Bäder ... 51
Wirkungen ... 51
Grundregeln für das kalte und warme Bad ... 52
    Das kalte Armbad ... 53
    Das warme Armbad ... 54
    Das temperaturansteigende Armbad ... 55
    Das Wechsel-Armbad ... 56
    Das kalte Fussbad ... 57
    Das warme Fussbad ... 58
    Das temperaturansteigende Fussbad ... 60
    Das Wechsel-Fussbad ... 61
    Das warme Sitzbad ... 63
    Das Wechsel-Sitzbad ... 65
    Das kalte Halbbad: ein «fröhliches Kneipp-Bad» ... 65
    Das warme Dreiviertelbad (Vollbad, Kneipp-Kräuterbad) ... 66
    Das ansteigende Dreiviertelbad (Vollbad) ... 68
    Das Bürstenbad ... 69
    Die Badezusätze ... 70

Die Dämpfe ... 71
Der Kopf- und Gesichtsdampf ... 71
Der Nasen- und Ohrendampf ... 72
Die Kräuterzusätze ... 73

Die Kneippschen Güsse ... 74
Der Guss: was er ist, wie er wirkt ... 74
Reizstärke ... 75
Durchführung ... 76

Giessdauer und Reaktion	78
Gussregeln	79
Die Anwendungen	80
Gussformen kalt und wechselwarm	
Der kalte Gesichtsguss	80
Der warme Gesichtsguss	82
Der kalte Augenguss	82
Der kalte Armguss	83
Der Wechsel-Armguss	84
Der kalte Brustguss	84
Der Wechsel-Brustguss	86
Der kalte Oberguss	86
Der kalte Knieguss	87
Der kalte Schenkelguss	88
Der Wechsel-Schenkelguss	90
Der Wechsel-Knieguss	90
Der kalte Vollguss	91
Der kalte Abguss	92
Die heissen Güsse	
Der heisse Nackenguss	93
Der heisse Lumbalguss	94

Der Kneippsche Wickel

Der Kneippsche Wickel	96
Der kalte Kneippsche Wickel	97
Wirkungen und Wirkungsarten	99
Der wärmeentziehende kalte Wickel	99
Der wärmestauende kalte Wickel	100
Der schweisstreibende kalte Wickel	101
Grundregeln beim Anlegen	101
Die Wickeltechnik	102
Die Anwendungen	103
Die kalten und nassen Socken	103
Der kalte Wadenwickel	106
Der kalte Halswickel	107
Der kalte Brustwickel	108
Der kalte Lendenwickel	110
Der kalte Kurzwickel	111

Auflagen und Kompressen ... 115
Die kalte Auflage ... 115
    Kühle Auflage mit Arnika ... 116
    Die kalte Quarkauflage ... 116
    Die kalte Lehmauflage ... 118
    Die Kohlauflage ... 120
    Die Zwiebelauflage ... 121
Die heisse Auflage ... 122
    Die kleine heisse Auflage ... 123
    Die heisse Lehmauflage ... 123
Die Dampfkompresse ... 124
Der heisse Kartoffelsack ... 125
Der Heublumensack ... 126
    Die Heublumen ... 130
Auflagenzusätze und Kräuterabkochung ... 131

Die heisse Rolle ... 133

Kneippen mit Kindern ... 135

Die Kneipp-Heilkräuter-Apotheke ... 138
Das richtige Heilkräutlein ... 139
    Atemwege ... 139
    Verdauung ... 140
    Nieren, Blase ... 141
    Herz und Kreislauf ... 142
    Nervenkraft ... 143
    Weitere Anwendungsformen der Heilpflanzen ... 143

Kneipp-Anwendungen nach Stichworten ... 146

Kneipp-Anwendungen von A bis Z ... 155

Quellen, weiterführende Literatur ... 156

Wichtige Adressen ... 157

Vorwort

« Wenn die Menschen nur halb soviel Sorgfalt darauf verwenden würden, gesund zu bleiben, als heute darauf verwendet wird, krank zu werden – die Hälfte der Krankheiten bliebe ihnen erspart.»
Sebastian Kneipp

Mit diesem Zitat hat Pfarrer Sebastian Kneipp ein in unserer Zeit brisantes Thema angesprochen. Die Krankheit ist nicht nur für den Betroffenen von Bedeutung, sondern auch ein Problem der Gesellschaft, welche schwer an den Krankheitskosten zu tragen hat.

Was heute zwangsläufig zum Thema wird, hat der Allgäuer Pfarrer und Naturheiler Sebastian Kneipp bereits im vergangenen Jahrhundert immer wieder angesprochen. Die Bedeutung der Gesundheitsvorsorge war ihm bekannt. Deshalb hat er ein ganzheitliches «Gesundheitsprogramm» entwickelt und ist in ganz Europa dafür eingestanden. In den über hundert Jahren lebte seine Idee in den Kneipp-Vereinen weiter und wurde auch von den Ärzten anerkannt, wissenschaftlich erforscht und weiterentwickelt. Das Kneippen bewährte sich in der ärztlichen Praxis und im Alltag unzähliger Menschen. Vor allem die Anwendungen mit dem immer allgegenwärtigen Wasser haben zur Gesundheitsvorsorge und zur Behandlung von Krankheiten viel beigetragen.

Mit der vorliegenden, neu überarbeiteten Kneipp-Broschüre hat der Schweizer Kneipp-Verband einen wichtigen Beitrag zur Gesundheitsvorsorge geleistet. Es wird in diesem Werk in einfacher Art und Weise das Kneippsche Naturverfahren mit gut verständlichen Anleitungen, Ratschlägen und Anregungen vermittelt. Es ermöglicht auch dem Unerfahrenen, eine aktive Gesundheitspflege selbst in die Hände zu nehmen. Jeder, der die Kneipplehre beherzt anwendet, wird bald erfahren, dass seine Lebensqualität mit einem neuen Wohlgefühl und einer besseren Leistungsfähigkeit belohnt wird.

Dr. med. H. R. Gugg, leitender Arzt
«kneipp hof» Kurhotel Dussnang

Einleitung

«Das beste, was man gegen die Krankheit tun kann, ist, etwas für die Gesundheit zu tun.»

Unser Gesundheitsbewusstsein ist erwacht. Wir sind sensibilisiert auf Umweltschäden, Nebenwirkungen der Medikamente, veränderte Nahrungsmittel sowie rasch ansteigende Kosten im Gesundheitswesen. Die Kneipp-Gesundheitslehre bietet uns mit ihren wissenschaftlich fundierten Anwendungen eine umfassende Anzahl wirkungsvoller krankheitsvorbeugender Übungen. Bei etwas Weitsicht ist zu erkennen, dass sie die beste Voraussetzung dafür ist, die Kosten im Gesundheitswesen in den Griff zu bekommen. Die aktive Kneipperin und der aktive Kneipper tragen die Verantwortung für die Erhaltung ihrer Gesundheit selbst. Ihr persönlicher Gewinn liegt in einer erhöhten Lebensqualität, mehr Lebensfreude und gesteigerter Leistungsfähigkeit.

Dieser Ratgeber vermittelt in seiner 4. Auflage eine leicht verständliche Anleitung für die praktischen Kneipp-Anwendungen mit einfachen Hausmitteln. Sie finden Übungen, mit denen täglich ohne grossen Zeitaufwand die Gesundheit gepflegt und gefestigt werden kann. Bei leichteren Erkrankungen wie Erkältung, Kopfweh, Fieber, Verdauungsstörungen usw. ist die richtige Anwendung für eine Selbstbehandlung leicht zu finden.

Wir empfehlen Ihnen zur Vertiefung in das Naturheilverfahren von Sebastian Kneipp weitere Kneipp-Fachbücher (siehe S. 2). Der Schweizer Kneippverband organisiert Ferienwochenkurse, in denen man die Kneipp-Philosophie praktisch kennenlernt. 40 lokale Vereine des Schweizer Kneippverbandes bieten regelmässig Kurse zur häuslichen Kneipp-Praxis an. 15 000 Mitglieder gehören dem Kneippverband an. Das Mitglied erhält 12mal jährlich die Kneipp-Zeitschrift mit Gesundheitsinformationen.

Viel Vergnügen bei der Lektüre und bei den praktischen Anwendungen.

Marcel Achermann
ehem. Zentralpräsident, Schweizer Kneippverband

Leben und Wirken von Pfarrer Sebastian Kneipp

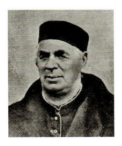

1821   Geboren am 17. Mai 1821 in Stephansried bei Ottobeuren im bayrischen Allgäu als Sohn des Leinenwebers Xaver und seiner Frau Rosina. Er wächst mit vier Schwestern in armen Verhältnissen auf und erlebt eine karge und freudlose Jugend.

1827–   Besuch der Dorf- und Sonntagsschule in Stephansried.
1839   Schon als Schulkind arbeitet er täglich mehrere Stunden am Webstuhl und trägt zum Unterhalt der Familie bei.
Später mutet er sich als Knecht, Maurer und Tagelöhner jahrelang schwerste körperliche Arbeit zu, um Geld für das ersehnte Priesterstudium zu sparen.

1842   An seinem 21. Geburtstag brennen in Stephansried 13 der 14 bestehenden Häuser nieder, auch sein Vaterhaus und damit alle seine Ersparnisse. Er hilft beim Wiederaufbau.
Im Spätsommer kommt er zu Kaplan Merkle nach Grönenbach, der ihn auf das Studium vorbereitet. Den Lebensunterhalt verdient er als Knecht beim Ortsvorsteher Schmid.

1844   Mit 23 Jahren beginnt Kneipp das Gymnasium in Dillingen.

1845   Er erkrankt an Lungentuberkulose, an der er während der ganzen Gymnasialzeit leidet.

Leben und Wirken von Pfarrer Sebastian Kneipp

1848	**Abitur.** Als 28jähriger beginnt er in schlechter körperlicher Verfassung sein Theologiestudium in München.
1849–1851	Er ist todkrank. Die Ärzte geben ihn auf. In der Hofbibliothek findet er das Büchlein von J. S. Hahn «Von der Kraft und Wirkung des frischen Wassers». Mit letzter Hoffnung nimmt er dreimal wöchentlich im winterlich kalten Fluss kurze Tauchbäder. «Müde ging ich hinaus, neu aufgefrischt und gestärkt ging ich heim und gewann die Überzeugung, wenn es für mich ein Heilmittel gibt, so wird es das Wasser sein», sagte Sebastian Kneipp. Langsam bessert sich seine Gesundheit.
1852	**Priesterweihe** im Dom zu Augsburg und **Primiz** in der Barockkirche in Ottobeuren, in der er getauft wurde. Seine erste Berufung bringt ihn als Kaplan nach Biberbach.
1853	Kaplan und Pfarrvikar im Bauerndorf Boos bei Memmingen.
1854	Erste deutsche Industrieausstellung in München bringt die Choleraepidemie. 2000 Menschen sterben, auch sein Vater. Er behandelt erfolgreich die 42 Choleraerkrankten in Boos und erregt Aufsehen, erhält den Beinamen «Cholera-Kaplan». Erhalten ist eine erste handschriftliche Kurvorschrift.
1854	Dritter Stadtkaplan in der Kirche St. Georg in Augsburg.
1855	Versetzt in das Dominikanerinnenkloster Wörishofen als Beichtvater. Leitet die Landwirtschaft, schreibt dazu Fachbücher und das Bienenbüchlein, richtet im Kloster eine Kräuterapotheke ein und gründet im Nachbardorf eine Mädchenschule für Haus- und Landwirtschaft. Der Ruf vom «Cholera-Kaplan» folgt ihm nach Wörishofen, viele Kranke suchen seinen Rat. Erfolge machen ihn weit über die Landesgrenze bekannt. Immer mehr Hilfesuchende kommen, auch berühmte Persönlichkeiten. Gross-

Leben und Wirken von Pfarrer Sebastian Kneipp

zügige Spenden fliessen in heute noch bestehende Stiftungen. Seine Erfolge schüren Neid. Überzeugte Ärzte widerlegen wissenschaftlich die Anzeigen gegen seine Heillehre.

1881   Kneipp wird Pfarrer in Wörishofen.

1884   Zusammenarbeit mit den Ärzten Dr. Bernhuber und Dr. Kleinschrod.

1886– 1889   Er schreibt auf Drängen der Ärzte und Patienten die Bücher «Meine Wasserkur» (Neuausgabe im Jopp/Oesch Programm, siehe S. 2) und «So sollt ihr leben», die, in viele Sprachen übersetzt, Bucherfolge des Jahrhunderts werden.

1890   Gründung des Kneippvereines Wörishofen.

1891   Erste «Kneipp-Blätter» erscheinen.

1892   Verfasst «Ratgeber zur Kinderpflege». Beginn seiner Vortragsreisen durch ganz Europa. Sein Bittgesuch an den Prinzregenten Luitpold von Bayern, die Hydrotherapie an den Universitäten als Pflichtfach einzuführen, bleibt ohne Antwort. Zusammenarbeit mit Dr. Baumgarten und Prior Reile.

1893   Eröffnung des Kinderasyls, heute Kneipp-Kinderheilstätte. Mit dem Titel «Monsignore» ernennt Papst Leo XIII. Kneipp zum Päpstlichen Geheimkämmerer.

1894   Gründung Kneipp-Ärztebund, Kneipp ist Ehrenpräsident. Weltweit bestehen über 100 Kneipp-Kurhäuser. Kneipp behandelt in vier Privataudienzen Papst Leo XIII.

1895   Richtfest Kneippianum, Bauvollendung durch die Franziskanerinnen.

1896   Letzte Vortragsreise nach St. Gallen.

1897   Gründung Internationaler Kneippbund (75 Vereine und 10000 Mitglieder). Wörishofen wird zum Kneippkurort mit ärztlich geleiteten Sanatorien.

1897   17. Juni, Todestag von Pfarrer Sebastian Kneipp.
            Er wird unter riesiger Anteilnahme der Bevölkerung in Wörishofen beerdigt. Beileidsbezeugungen aus aller Welt.

Die Kneipp-Gesundheitslehre

Ganzheitliches, zeitloses Gedankengut (5 Säulen)

Pfarrer Sebastian Kneipp (1821–1897) hat ein ganzheitliches und zeitloses Naturheilverfahren geschaffen, das wissenschaftlich anerkannt ist und seit über 100 Jahren zum Segen vieler Menschen angewendet wird. Offen für wissenschaftlich fundierte Erkenntnisse ist seine Lehre nach seinem Tode systematisch weiterentwickelt worden und heute auf dem neuesten Stand, also zeitgemäss. Nach Kneipps Mahnung «Haltet mir die Lehre rein» werden momentane Modetrends auf dem Gesundheitssektor, die sich kurzfristig gut vermarkten lassen, aber der Glaubwürdigkeit seiner Lehre schaden, nicht aufgenommen.

Seine Lehre vom gesunden Leben und der natürlichen Heilweise ist keine kostspielige Behandlung von Symptomen. Sie erfasst den ganzen Menschen: Körper, Seele und Geist. Sein Therapiekonzept ist eine Lebensschulung mit vorwiegend krankheitsvorbeugendem Charakter und dem Ziele der Gesunderhaltung. Es verlangt in hohem Masse Eigenverantwortung für körperliche und seelische Gesundheit.

Die Kneipp-Gesundheitslehre basiert auf fünf Säulen, die sich gegenseitig in ihrer Wirkung unterstützen und sinnvoll ergänzen. Aus ihrem harmonischen Zusammenspiel entsteht ein ganzheitliches Therapiekonzept.

Die fünf Säulen:
    Lebensordnung
    Wassertherapie
    Bewegung
    Ernährung
    Heilkräuter

1. Lebensordnung

Diese anspruchsvolle Säule ist Grundlage der anderen Säulen und umfasst die ganze Lebensführung. Ein gesundheitsorientierter Mensch denkt und handelt positiv, er lebt in Einklang mit den Gesetzen der Natur und fügt sich in die von Gott gegebene Schöpfungsordnung. Unser Leben braucht Ordnung, einen vernünftigen Rhythmus zwischen aktiver Leistung und ausgleichenden Ruhezeiten. Sie greift über den einzelnen Menschen in den ökologischen Bereich und verlangt eine sinnvolle Nutzung von Licht, Luft, Wasser, Erde und ernsthaftes Bemühen, eine saubere Lebens- und Umwelt zu erhalten. Im sozialen Bereich fordert sie Hilfsbereitschaft und Nächstenliebe. Im geistigen Bereich hat Pfarrer Sebastian Kneipp die Religion als Lebenshilfe und Energiequelle in die Lebensordnung miteinbezogen.

> «... Erst als man den Zustand ihrer Seele kannte und da Ordnung hineinbrachte, ging es mit den körperlichen Leiden auch besser. Sie bekamen mehr Ruhe und Zufriedenheit, kurz, sie fühlten sich besser.»
> *Sebastian Kneipp*

2. Hydrotherapie

Einzigartig ist die Säule der Kneipp-Hydrotherapie mit ihren Wasserbehandlungen. Das Wasser als Träger von thermischen, mechanischen und chemischen Reizen veranlasst den Organismus zu gesundheitsfördernden Reaktionen. Unsere unbewussten Grundfunktionen wie Atmung, Kreislauf, Wärmehaushalt, Verdauung, Stoffwechsel und so weiter werden durch hydrotherapeutische Reize reguliert, das so wichtige Immunsystem wird aktiviert. Voraussetzungen für den Erfolg sind die Beachtung der Grundregeln für die Kneipp-Anwendungen und die Anwendung individuell abgestimmter Wasserreize.

> «Ist das Wasser für den gesunden Menschen ein vorzügliches Mittel, seine Gesundheit und Kraft zu erhalten, so ist es auch in der Krankheit das erste Heilmittel. Es ist das natürlichste, einfachste, wohlfeilste und, wenn recht angewendet, das sicherste Mittel.»
> *Sebastian Kneipp*

3. Bewegung

Die Kneipp-Bewegungstherapie umfasst alle Möglichkeiten der aktiven und passiven Bewegung. Zum Ausgleich soll mit Freude und, je nach Neigung des Einzelnen, regelmässig Ausdauertraining betrieben werden. Flottes Marschieren und Wandern mit vernünftigem Schuhwerk, Gymnastik, ausgleichende Sportarten wie Radfahren, Schwimmen, Langlaufen werden empfohlen, besonders wenn sie an frischer Luft durchgeführt werden können. Hochleistungssport wird nicht verlangt.

Bewegungs- und Atemübungen werden in der Kneipplehre sinnvoll mit den Wasseranwendungen kombiniert.

> «Untätigkeit schwächt, Übung stärkt, Überlastung schadet.»
> Sebastian Kneipp

4. Ernährung

Die Kneipp-Ernährungstherapie empfiehlt eine ausgewogene vital- und faserstoffreiche Vollwertkost aus möglichst frischen und biologisch angebauten Lebensmitteln. Die Hälfte der täglichen Nahrungsmenge soll aus Rohkost bestehen: Obst, Salat, Gemüse, je nach Jahreszeit, gekeimtes Getreide, Frischkornmüesli, Nüsse, Vorzugsmilch, Milchprodukte, kaltgeschlagene Öle.

Zu meiden sind raffinierte und denaturierte Nahrungsmittel wie Auszugsmehle, isolierte Zucker, gehärtete Öle, chemische Zusätze in der Nahrung, zu hoher Fleischkonsum, vor allem Schweinefleisch und Wurstwaren.

> «Lasst das Natürliche so natürlich wie möglich. Die Zubereitung der Speisen soll einfach und ungekünstelt sein. Je näher sie dem Zustande kommen, in welchem sie von der Natur geboten werden, desto gesünder sind sie.»
> Sebastian Kneipp

5. Heilkräuter

Heilpflanzen spielen in Kombination oder als Ergänzung zum Wasserheilverfahren in der Kneipp-Gesundheitslehre eine bedeutende Rolle. In der Kneipp-Phytotherapie wird die ganze Heilpflanze mit ihrem naturgegebenen Wirkstoffkomplex verwendet, innerlich als Heilkräutertee, Frischpflanzensaft, Kräuterwein, Gewürz, Kräuteressig. Äusserlich als Kräuterzusatz für Bäder, Dämpfe und Inhalationen, als Heublumensack, Kräuterkissen und noch vieles mehr. Gezielt und sinnvoll eingesetzt bei leichteren Beschwerden, zur Beruhigung, als Verdauungshilfe usw. entfalten sie – ohne unliebsame Nebenwirkungen – ihre sanfte Wirkung.

«Unser Herrgott hat für jedes Leiden ein Kräutlein wachsen lassen.»
Sebastian Kneipp

Wassertherapie: Wirkungen und Ziele

Im Wasser liegt Heilkraft. Diese Erkenntnis ist uralt. Die Kneipp-Gesundheitslehre wurde dadurch berühmt, dass sie alle Wirkprinzipien des Wassers erkannte und zu einer einzigartigen Wassertherapie zusammenfasste. Der ganze Organismus mit seinen leiblichen und seelischen Kräften wird durch die Wasserbehandlung aktiviert.

Die Kneipp-Wassertherapie beinhaltet heute weit über 100 verschiedene Anwendungen in Form von Abhärtungsübungen, Waschungen, Wickeln, Auflagen, Kompressen, Bädern, Dämpfen und Güssen.

Viel Wissen übernahm Sebastian Kneipp von seinen Vorgängern Hahn, Örtel, Priessnitz u. a. Ihre Anwendungen waren aber undifferenziert und schroff, zum Teil wahre Rosskuren. Durch genaues Beobachten der Reaktion auf einen gesetzten Wasserreiz stellte er fest, dass zu starke Anwendungen durch Schockwirkung den Blutkreislauf hemmen oder dem Körper zu viel Eigenwärme entziehen. Er hat die Anwendungen so verfeinert, dass sie individuell der körperlichen Verfassung angepasst und, richtig dosiert, in jedem Alter beinahe bei allen Befindlichkeitsstörungen und zur Gesunderhaltung angewendet werden können.

Wassertherapie: Wirkungen und Ziele

> Mit sanften Kneipp-Anwendungen beginnen.

Reizsetzung

Art, Grösse, Dauer und Temperatur des gesetzten Reizes beeinflussen Erfolg und Wirkung der Kneipp-Anwendung nachhaltig. Mit der Wasseranwendung üben wir auf das Organ Haut einen Reiz aus. Dabei unterscheiden wir den thermischen Reiz mit kaltem, warmem oder wechselwarmem Wasser, den mechanischen Reiz in Form eines Blitzgusses und den chemischen Reiz mit Heilpflanzenzusatz in Bädern, Wickeln, Auflagen oder Dämpfen.

Kaltwasserreize haben zum Ziele, den Wärmehaushalt zu regulieren und zu stabilisieren.
   Warme Wasseranwendungen nimmt man vorzugsweise als Bäder; sie haben in erster Linie eine beruhigende Wirkung.
   Wechselwarme Anwendungen werden angewendet bei schlechtem Reaktionsvermögen und bei einer wenig belastbaren Konstitution.

Reaktion

Der Kaltwasserreiz führt kurzfristig zu einer Gefäss-Engstellung, was sich in Blässe der Haut und Gänsehaut ausdrückt. Kleinste Nervenpunkte in der Haut nehmen den Wasserreiz auf, leiten ihn weiter zum Zentralnervensystem, von dort zum vegetativen Nervensystem, dem Ziel der Kneipp-Anwendungen. Das vegetative Nervensystem steuert alle unbewussten Funktionen wie Blutdruck, Herz, Kreislauf, Wärmehaushalt, Stoffwechsel und Hormonsystem.

Wirkung

Nach einer Einwirkungszeit von Sekunden lässt der Kältereiz die peripheren Blutgefässe reagieren, indem sie sich wiederholt verengen und erweitern. Dieses Gefäss-Training verbessert die Durchblutung der Haut und, reflektorisch, auch der tieferliegenden Organe. Es kommt zu einer gesteigerten Organleistung und somit des ganzen Organsystems. Die Verwertung des Sauerstoffes und die Zellernährung werden verbessert, die Stoffwechselfunktionen und die Lymphtätigkeit angeregt, belastende Stoffe vermehrt ausgeschieden, Herz und Kreislauf entlastet.

Ziele der Kneipp-Anwendungen

Harmonisierung und Stabilisierung der Grundfunktionen wie Atmung, Kreislauf, Wärmehaushalt, Stoffwechsel, Verdauung, Nerven- und Hormonsystem sowie die Aktivierung und Stärkung des Immunsystems und damit eine gefestigte Gesundheit. Viele funktionelle Störungen ohne organische Schädigungen, bekannt unter dem Begriff vegetative Dystonie, können reguliert und nachhaltig günstig beeinflusst werden.

Ausdauer lohnt sich.

Naturheilverfahren sind keine Eintagskuren. Kneipp-Anwendungen, regelmässig durchgeführt, stufenweise trainiert und gesteigert, bringen Erfolge.

Voraussetzungen für den Erfolg einer Kneipp-Anwendung

– Grundregeln für kalte und warme KneippAnwendungen beachten.
– Akute Krankheitsprozesse, Entzündungen erfordern eher Kaltreize, chronische Krankheitsprozesse eher warme Wasseranwendungen.
– Nach einer Kneipp-Anwendung muss sich Wohlbefinden einstellen. Das ist das wichtigste Zeichen einer gesunden Reaktion auf eine angepasste und richtig durchgeführte Anwendung.

> *«Die Wasseranwendungen zielen darauf ab, die Wurzeln der Krankheiten auszuheben. Sie sind imstande, die Krankheitsstoffe im Blute aufzulösen, das Aufgelöste auszuscheiden und das so gereinigte Blut wieder in die richtige Zirkulation zu bringen, endlich den geschwächten Organismus zu stählen und zu neuer Tätigkeit zu kräftigen.»*
> *Sebastian Kneipp*

Heilanzeigen einer Kneipp-Kur

1. **Zur Gesunderhaltung und Immunstärkung**
   zur *Krankheitsvorbeugung* durch eine aktive Gesundheitspflege mit Abhärtungsübungen

2. **Zur Erholung und Kräftigung**
   bei seelischen und körperlichen Erschöpfungszuständen, wie Schlafstörungen, Unausgeglichenheit, vegetativ nervösen Störungen, psychosomatischen Erkrankungen und Verspannungen, Kopfweh, Migräne

3. **Zur Behandlung, unterstützenden Behandlung oder Nachsorge** bei:
   - *Örtlichen Entzündungs-Prozessen:*
     Furunkel, Sehnenscheidenentzündung, Quetschung, Sportverletzung usw.
   - *Erkältungskrankheiten und Entzündungen:*
     Atemwege, Bronchien, Rippenfell, Lungen, Nieren, Blase, Fieber
   - *Herz- und Kreislaufstörungen:*
     Blutdruckschwankungen, Durchblutungsstörungen
   - *Verdauungsstörungen, Leber-Galle-Funktion:*
     Unterfunktion, Blähungen, Koliken
   - *Stoffwechsel- und Drüsenfunktionsstörungen:*
     Übergewicht, Diabetes, Gicht, Rheuma
   - *Erkrankungen des Bewegungsapparates:*
     Akute Gelenkentzündung (Arthritis), Chronische Gelenkentzündung (Arthrose), Verschleisserkrankung, Osteoporose
   - *Operationen zur postoperativen Nachsorge:*
     z. B. nach Hüft-, Knie-, Rückenoperationen
   - *Kinderkrankheiten*
   - *Gynäkologischen Funktionsstörungen*
   - *Wechseljahren, Prostata*

Bei schweren akuten oder chronischen Erkrankungen Arzt konsultieren.

Die Kneipp-Gesundheitslehre

Wochenplan für eine Kneipp-Kur
für die aktive Gesundheitspflege zu Hause

Die täglichen Anwendungen beanspruchen wenig Zeit und lassen sich gut in den Tagesablauf einbauen.

1. Woche	Morgens	Mittags	Abends
Montag	Trockenbürsten/Luftbad		Wechsel-Fussbad
Dienstag	Oberkörperwaschung	kaltes Armbad	Wassertreten
Mittwoch	Trockenbürsten/Luftbad		Wechsel-Fussbad
Donnerstag	Oberkörperwaschung	kaltes Armbad	Wassertreten
Freitag	Oberkörperwaschung		Abend-Marsch
Samstag	Trockenbürsten	kaltes Armbad	Wassertreten
Sonntag	Unterkörperwaschung		Wechsel-Fussbad

2. Woche	Morgens	Mittags	Abends
Montag	Oberkörperwaschung	kaltes Armbad	Wassertreten
Dienstag	Unterkörperwaschung	Spaziergang	Wechsel-Fussbad
Mittwoch	Trockenbürsten/Luftbad	Armguss	Kniguss
Donnerstag	Trockenbürsten/Luftbad		Wechsel-Fussbad
Freitag	Oberkörperwaschung	Spaziergang	Kniguss
Samstag	Unterkörperwaschung	Armguss	Kniguss
Sonntag	Ganzkörperwaschung		Wassertreten

3. Woche	Morgens	Mittags	Abends
Montag	Oberkörperwaschung	kaltes Armbad	Wassertreten
Dienstag	Ganzkörperwaschung	Marsch	Wechsel-Fussbad
Mittwoch	Unterkörperwaschung	Armguss	Schenkelguss
Donnerstag	Brustguss		Wassertreten
Freitag	Trockenbürsten/Luftbad	kaltes Armbad	Abend-Marsch
Samstag	Oberkörperwaschung		warmes Bad
Sonntag	Brustguss	kaltes Armbad	Schenkelguss

Weitere Empfehlungen
– zum Abwechseln für den Abend: warmes Fussbad, Waschungen
– regelmäßiges Ausdauertraining (gesunde Sportart je nach Neigung wählen)

Kneipp-Artikel und Heilkräuter im Haushalt

- Fussbadewanne
- Armbadewanne
- Badethermometer
- Badebürste
- Trockenmassagebürste
- Kneippschlauch, 2 m lang, 20 mm Durchmesser oder Giessvorrichtung (Kneipp-Kombibrause, Giessrohr)
- Holzrost
- Leinenwaschtuch
- Kneippsche Wickelgarnituren (Leinen-, Baumwoll- und Wolltuch):
  - Halswickel
  - Wadenwickel oder Leinen- und Wollsocken-Set
  - Brust- oder Lendenwickel (gleiche Grössen)
  - Kurzwickel – für Geübte

Diese und weitere Kneipp-Artikel können u. a. bei den Kneipp-Verbänden bestellt werden. Adressen siehe Seite 157.

Getrocknete Heilkräuter

Teekräuter
Thymian, Pfefferminze, Salbei, Kamille, Kümmel, Anis, Fenchel, Melisse, Brennnesselblätter, Birkenblätter, Goldrute

Getrocknete Heilkräuter verlieren langsam an Wirkungskraft. Für einen Gesundheitstee sollen sie nicht länger als ein Jahr aufbewahrt werden; nachher als Badezusatz verwenden: Kräuter in Leinen- oder Baumwollsäckli füllen, in die Badewanne geben und dann zuerst das heisse Wasser einlaufen lassen.

Kräuter für Bäder, Dämpfe und Auflagen
Kamille, Thymian, Salbei, Lavendel, Rosmarin, Käslikraut, Heublumen, Zinnkraut, Leinsamen, Bockshornkleesamen, Wallwurz

Die Kneipp-Gesundheitslehre

Kräuterbadeöl: z. B. Melisse, Eukalyptus, Thymian, Heublumen
Kräutersalbe: z. B. Ringelblumen, Kamille, Sonnenhut (Echinacea)

Arnikatinktur, Johannisöl, Lehm
Quark, Kartoffeln, Zwiebeln

Kalte Kneipp-Anwendungen

Grundregeln für Waschungen, Wickel, Güsse und Bäder

1. Kaltanwendungen nur am warmen Körper vornehmen. Auf kalte Haut oder fröstelnden Körper nie eine Kaltanwendung.

2. Je kälter das Wasser, desto kürzer die Anwendung. So kalt wie möglich und so warm wie nötig. Lauwarme Anwendungen sind nur bei hohem Fieber sinnvoll, um einen Kälteschock zu vermeiden.

3. Die Stärke der Anwendung ist der körperlichen Verfassung und dem Wärmehaushalt anzupassen. Schwache Reize fördern die Lebenskräfte, überstarke hemmen.

4. Nach jeder Kaltanwendung ist die Wiedererwärmung wichtig: Rückkehr ins warme Bett oder Naturfaserkleidung anziehen und sich ausgiebig bewegen.

5. Nach Waschungen, Wassertreten, Güssen und Bädern wird nicht abgetrocknet. Das Wasser nur von Hand abstreifen. Gesicht und Hände sowie stark behaarte Körperstellen abtrocknen.

6. Eine Stunde vor oder nach den Mahlzeiten keine Wasseranwendung vornehmen. Ausgenommen ist eine kleine Teilanwendung oder eine Leibauflage zur Verdauungsförderung.

7. Nie zwei Anwendungen gleichzeitig durchführen. Die Pausen zwischen den einzelnen Anwendungen sollen 2–4 Stunden betragen. Ausnahme bildet die wärmeentziehende Anwendung in Serien als Waschung oder Wickel bei Fieber und Entzündungen.

8. Aktive Bereitschaft ist wichtig. Alle Kaltanwendungen ohne Zwang in positiver, konzentrierter und ruhiger Verfassung durchführen.

9. Als Dauer für die Kaltanwendung gilt das individuelle Reaktionsvermögen: Rötung oder Kälteschmerz. Kalte Anwendungen sind Sekunden-Anwendungen.

10. Vor jeder grösseren Anwendung Blase und Darm entleeren.

Warum nicht abtrocknen?
Durch das Nichtabtrocknen wiederholt der Kaltwasserreiz seine Wirkung durch die entstehende Verdunstungskälte. Bei einem aktiven Gefässtraining stellen sich die peripheren Blutgefässe abwechselnd weit und wieder eng, bis die Haut ganz trocken ist.

Aktive Gesundheitspflege

Aktive Gesundheitspflege bezieht alle 5 Säulen der Kneipplehre mit ein: Lebensordnung, Hydrotherapie, Heilkräuter, Vollwerternährung, Bewegung. Sie will mit natürlichen Lebensreizen wie Wasser, Wärme, Kälte, Licht, Luft, Sonne und Erde

- die körpereigene Abwehrkräfte stärken
- die Stresstoleranz erhöhen
- die Leistungskraft und Lebensfreude steigern, Lebensqualität und Wohlbefinden verbessern

Abhärtungsübungen zur aktiven Gesundheitspflege

    Wassertreten
    Barfuss- und Taulaufen
    Schneegehen
    Trockenbürsten
    Luft- und Sonnenbad

Atemgymnastik und Bewegung
Waschungen
Sauna

Bei allen Übungen ist die eigene Reaktion zu beobachten. Langsam mit den Abhärtungsübungen beginnen und, je nach Art der Anwendung, allmählich durch regelmässiges Ausdauertraining steigern.

Was versteht man unter Abhärtung?

Abhärten trainiert Haut und Organismus, auf die verschiedensten Reize richtig zu reagieren. Krankmachende Einflüsse wie Wetterumschlag, thermische Reize, Schadstoffe in Luft und Nahrung, Keime, Viren und Bakterien kann ein abgehärteter Mensch abwehren. Über die Haut erreicht man unzählige Nervenenden sowie Haut- und Unterhautgefässe. Wasser-, Luft- und Lichtreize können in der Haut spezifische und unspezifische Abwehrstoffe gegen Krankheitserreger bilden und speichern, um sie notfalls abzugeben. Aber eben nur dann, wenn Haut und Organismus lernten, richtig zu reagieren, das heisst abgehärtet wurden.

> «*Ich möchte wissen, welche Krankheit in eine verweichlichte Natur nicht leicht eindringen kann, während eine abgehärtete Natur sich nicht das Geringste daraus macht. Die Verweichlichung, behaupte ich, öffnet Thür und Thor für viele Krankheiten.*»
>
> *Sebastian Kneipp*
> *Mein Testament 1895*

Die Haut und ihre Funktionen

Fast alle natürlichen Lebens- und Heilreize wenden sich an das Organ Haut. Sie ist nicht nur Schutzdecke für unseren Körper, sondern auch ein lebenswichtiges, leistungsfähiges Organ mit verschiedenen Aufgaben. Sie ist der Spiegel für Gesundheit, Schönheit und Leistungsfähigkeit.

Regulierung der Körperwärme

Die Haut stellt sich durch ihr Gefäss-Spiel auf äussere Temperaturen ein. Trifft Kälte unsere Haut, bildet sie entweder neue Wärme, vermindert die Abgabe vorhandener oder reagiert mit Gänsehaut. Bei zuviel Wärme wehrt sie sich mit Schwitzen.

Bildung von Abwehrstoffen gegen Krankheitserreger

In der Haut können Abwehrstoffe gebildet, gespeichert und im Krankheitsfalle abgegeben werden. Die Haut hält Mineralsalze bereit, die für unsere Gesunderhaltung von grosser Bedeutung sind. In der Haut bildet sich, unter Einwirkung des Sonnenlichtes, das Vitamin D, das gegen Rachitis wirkt.

Schutzfunktion

Fett lagert sich in die Unterhaut ein und dient dem Organismus als Schutzpolster und Isolierschicht und bestimmt die Dicke der Haut.

Die gesunde Haut lässt keine Schmutzteilchen und Krankheitserreger eindringen. Durch zu häufiges Waschen mit alkalischer Seife kann aber ihr Säureschutzmantel zerstört werden.

Ausscheidungsorgan für Schlacken

Durch die unsichtbare Hautatmung verlassen täglich verschiedene Abfallprodukte den Körper: Wasser, Schweiss und Stoffe, die sonst mit dem Harn ausgeschieden werden. Starkes Schwitzen kann zur Entgiftung beitragen, besonders dann, wenn die Nierenarbeit gestört ist.

Schaltstelle für den Blutkreislauf

Jede Durchblutungsänderung in der Haut hat Rückwirkung auf die Durchblutung des ganzen Organismus und auf das Herz. Kneippsche Wasseranwendungen beeinflussen die Blutverteilung.

Schaltstelle für das Nervensystem

Die Haut als Sinnesorgan mit ihrer Tast- und Temperaturempfindung ist auch Schaltstelle für das Nervensystem und Empfangsstelle für andere Reize, die insbesondere auf den Stoffwechsel, die Vitaminbildung und das gesamte Wohlbefinden des Menschen einen nachhaltigen Einfluss ausüben. Zum Beispiel führt eine vernünftige Besonnung der Haut bei Verstimmung über eine wohlige Durchblutung zu einer seelisch-geistigen Anregung und damit zu einer positiven Stimmung.

Aufnahmeorgan

Durch die Haut werden Stoffe wie Badezusätze, Körperöle und Einreibemittel aufgenommen.

Abhärtungsübungen

Wassertreten

Das Wassertreten ist eine der bekanntesten Kneipp-Anwendungen und hat eine ausgleichende Wirkung: Es erfrischt am Tag und beruhigt am Abend.

Im Freien eignet sich der saubere Bach oder das Seeufer sehr gut zum Wassertreten. Zu Hause in Badewanne oder Dusche einen grossen Eimer stellen, in dem beide Füsse gut Platz finden.

Technik
Vorbedingung sind warme Füsse. Brunnenfrisches Wasser etwa 30 cm hoch in den Eimer füllen, die Unterschenkel sollen bis zur Hälfte eingetaucht sein. Im Storchenschritt hebt man abwechselnd einen Fuss nach dem anderen immer ganz aus dem Wasser, die Zehenspitzen zeigen nach unten.

Abhärtungsübungen

Dauer
Ein paar Sekunden bis höchstens eine Minute, bis zum Eintreten des Kälteschmerzes. Wasser abstreifen, sofort wärmende Fussbekleidung anziehen und für Wiedererwärmung sorgen. Diese Anwendung wirkt bei
– aktiver Wiedererwärmung durch Bewegung als Muntermacher,
– passiver Wiedererwärmung im Bett als gute Einschlafhilfe.

Wirkung
Kreislaufanregend, durchblutungsfördernd, venenkräftigend, stoffwechselanregend, abhärtend, vegetativ stabilisierend

Zu empfehlen
– abends als Einschlafhilfe und morgens als Muntermacher
– als Abhärtung
– bei Krampfadern, heissen Beinen
– bei vegetativer Dystonie, Kopfschmerzen, Migräne

Nicht bei Nieren-Blasenleiden, Menstruation, Ischias, Frösteln, fortgeschrittener arterieller Durchblutungsstörung (Raucherbein)

Besondere Bemerkung: Nie gleichzeitig ein Armbad nehmen.

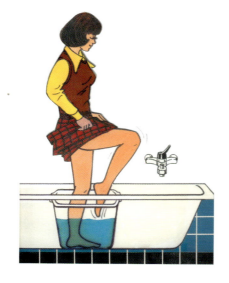

Taulaufen

Kneipp schreibt dem Taulaufen eine kräftigende Wirkung zu und empfiehlt es jung und alt. Es ist eine zweckmässige Massnahme bei Fussschwäche. Das Taulaufen wirkt ableitend bei Blutandrang zum Kopf.

Technik
Nur mit warmen Füssen taulaufen. Am besten vom Bett aus mit bettwarmen Füssen durch das taufeuchte Gras laufen, bevor es die Sonne aufgewärmt hat.

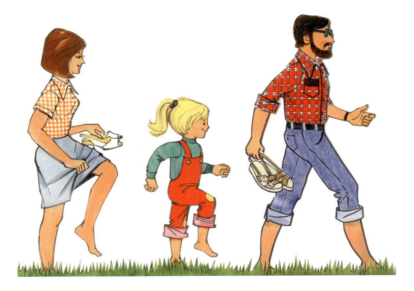

Dauer
Beenden, wenn schneidender Schmerz eintritt. Auskühlung vermeiden. Die Dauer des Taulaufens richtet sich nach der Kälte des Bodens.

Zum Aufwärmen wieder zurück ins Bett oder tüchtig marschieren. Bewegung nach dem Taulaufen verstärkt die Wirkung. Die Füsse nicht abtrocknen, mit der Hand von Gras und Blättern reinigen und wärmende Fussbekleidung anziehen.

> «Ich ermahne dringend, die Worte trockene Fussbekleidung wohl zu bemerken und niemals sich nach dieser Anwendung nasser, angefeuchteter Strümpfe zu bedienen.»
>
> Sebastian Kneipp

Wirkung
Kreislaufanregend, durchblutungsfördernd, venenkräftigend, infektvorbeugend und vegetativ stabilisierend, abhärtend.

Zu empfehlen
– zur Abhärtung
– bei vegetativer Dystonie, Kopfschmerzen, Migräne
– bei Krampfadern
– zur Kräftigung der Fussmuskulatur, bei Fuss-Schweiss

Nicht bei Nieren-Blasenleiden, Menstruation, Ischias, Frösteln

Barfusslaufen

So wie das Taulaufen wird auch das Barfusslaufen auf Naturboden sehr empfohlen. Vor allem macht es Kindern grossen Spass. Die Füsse werden durch die freie Belüftung und die intensive Arbeit der Fussmuskeln und Gelenke besser durchblutet. Die Haut der Fusssohle ist reichlich mit Schweissdrüsen besetzt und daher an der Ausscheidung von Stoffwechselgiften stark beteiligt. In Schuhen ist diese Ausscheidungsfunktion eingeschränkt. Hier bringt das Barfusslaufen den wohltuenden Ausgleich.

Nicht empfohlen wird das Barfusslaufen auf hartem Betonboden oder Asphaltstrassen.

Schneegehen

Noch grössere Wirkung als das Taulaufen hat das Gehen im frischgefallenen Schnee.

Technik
Beim Schneegehen nie stehenbleiben. Die Füsse dürfen bei dieser Übung ausnahmsweise kalt, müssen aber heil sein. Die nötige Körperwärme darf nicht fehlen. Bei Wind oder bei gefrorenem und hartem Schnee nicht durchführen.

Dauer
Einige Sekunden, bis schneidendes Kältegefühl eintritt. Training steigern bis zu 3 Minuten. Füsse trockenfrottieren und für Wiedererwärmung im Bett sorgen oder Wollsocken anziehen und sich bewegen.

Wirkung
Kreislaufanregend, durchblutungsfördernd, venenkräftigend, stoffwechselanregend, abhärtend, vegetativ stabilisierend.

Zu empfehlen
– als Abhärtung
– bei vegetativer Dystonie, Kopfschmerzen, Migräne
– bei chronisch kalten Füssen

Nicht bei Nieren-Blasenleiden, Menstruation, Ischias, Frösteln, fortgeschrittener arterieller Durchblutungsstörung (Raucherbein)

Luftbad

Daueraufenthalt in ungelüfteten, warmen Räumen führt zu Verweichlichung, Wärmestauungen im Körper, Kopfschmerzen, Übelkeit und Störungen im Kreislauf. Das Luftbad ist ein wichtiges und einfaches Mittel, Hautfunktionen zu stärken. Beim Luftbad werden der ganze Körper oder einzelne Körperteile unbekleidet der Luft ausgesetzt. Die Wärmeabgabe durch das Luftbad wirkt entlastend auf den Kreislauf. Besonders kreislauffördernd wirkt eine gleichzeitig durchgeführte Gymnastik- und Atemübung oder das Trockenbürsten.

Dauer
Das Luftbad ist, je nach Lufttemperatur und Luftzirkulation, zeitlich zu

bemessen und zu beenden, bevor ein Frösteln auftritt. Die ideale Temperatur liegt zwischen 4 bis 18 Grad.
Anschliessend ankleiden und für Wiedererwärmung sorgen.

Wirkung
Belebend, nervenberuhigend, entspannend, schlaffördernd, hautpflegend, appetit- und stoffwechselanregend.

Zu empfehlen bei
- allgemeiner Abwehrschwäche, Blutarmut
- chronischen Hautleiden, Rachitis, Tuberkulose

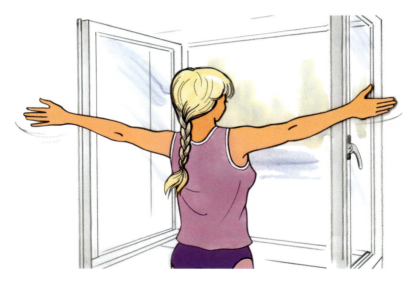

Sonnenbad

Für das Wachstum und die Gesunderhaltung des Körpers ist die Licht- und Wärmestrahlung der Sonne unerlässlich. Die zahlreichen gesundheitsfördernden Wirkungen des Sonnenlichtes regen den gesamten Stoffwechsel an, Mineral- und Kalkstoffwechsel werden verbessert und die Vitamin-D-Bildung angeregt. In der Haut bilden sich vermehrt Schutzstoffe, was die Abwehrbereitschaft gegen Infektionen erhöht.

Wichtig ist das Masshalten beim Sonnenbaden. Eine besonders starke Wirksamkeit haben die ultravioletten Strahlen zwischen 11 und 15 Uhr. Kopfbedeckung tragen und Sonnenschutz verwenden.

Dauer
Anfangs 2mal 12 Minuten täglich. Körperliche Verfassung, Jahreszeit und der Ort des Sonnenbades, ob Tiefland oder Hochgebirge, sind mitbestimmend. Sonnenbad abschliessen mit kurzer kalter Anwendung.

Wirkung
Belebend, stoffwechselanregend, hautpflegend

Zu empfehlen bei
– Rheuma, Gicht, Zuckerkrankheit
– Hautleiden, Blutarmut, Haut- und Knochentuberkulose

Nicht geeignet bei Arterienverkalkung, nervöser Erregbarkeit, nach Schlaganfall und bei extrem hohem Blutdruck.

Gefahren unvernünftiger Anwendung: Sonnenbrand, Sonnenstich, Überreizung des Nervensystems.

Trockenbürsten

Das Trockenbürsten eignet sich besonders für «Morgenmuffel», morgens gleich nach dem Aufstehen.

Im Gegensatz zu den Wasseranwendungen wird hier ein mechanischer Reiz auf die Haut ausgeübt. Eine leichte Rötung ist die erwünschte Reaktion. Keine zu harte Bürste verwenden und nicht zu fest rubbeln. Striemen oder Kratzer lassen auf eine zu grobe Behandlung oder auf eine falsche Bürste schliessen.

Technik
Der ganze Körper wird in rund fünf Minuten mit leichtem Druck gebürstet, am besten vor dem offenen Fenster oder in gelüftetem Zimmer. Die

Abhärtungsübungen

beste Zeit dafür ist der Morgen, sofort nach dem Aufstehen. Das Trockenbürsten wirkt sehr anregend und wird abends nicht von allen vertragen. Man beginnt an einer herzfernen Stelle, an der rechten Fussohle oder an der rechten Handinnenseite, und bürstet mit leichtem Druck in kreisenden Bewegungen oder Strichführungen herzwärts. Stark behaarte Körperstellen und die Brustwarzen werden nicht gebürstet.

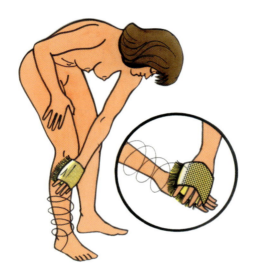

Wirkung
Durchblutungsfördernd, blutdruckregulierend, kreislaufanregend, den Hautstoffwechsel anregend und regenerierend, abhärtend, belebend.

Zu empfehlen bei
- Kreislaufschwankungen
- Frösteln, kalten Händen und Füssen
- Zellulitis, Schönheitspflege
- Fastenkuren als unterstützende, entschlackende Anwendung
- Migräne

Nicht bei grosser Nervosität, Hautleiden und bei ausgedehnten Krampfadern. Besenreiser (blaue Äderchen) aussparen.

Sauna

Die Sauna ist ein trockenes Heissluftbad von 80–90 Grad mit folgendem Kaltwasserreiz. Die Luftfeuchtigkeit ist sehr gering. Durch die Wasseraufgüsse, ca. 4 Minuten vor Verlassen der Sauna, steigt die Luftfeuchtigkeit.

Technik
Vor dem Saunabad wird der Körper gereinigt und gut abgetrocknet. Ein warmes Fussbad ist vor jedem Saunabad zu empfehlen. In der Sauna herrschen Ruhe und Besinnlichkeit, keine Bewegungsübungen. Wird das Saunabad liegend gemacht, muss man sich zwei Minuten vor Verlassen der Sauna aufsetzen. Bei sitzender Körperhaltung während des Saunabades sind Beine und Füsse auf Gesässhöhe plaziert.

Dauer
Ein Saunagang dauert 8–15 Minuten.

Anschliessend
Im Freien zuerst für wenige Minuten die Atemwege kühlen, denn der Körper braucht Sauerstoff. Es darf kein Frösteln aufkommen. Dabei leicht bewegen, ruhig aus- und einatmen. Anschliessend folgt ein kalter Kneipp-Vollguss und eventuell ein Tauchbad.
  Liegepause von 12 bis 15 Minuten und Saunagang 1–2mal wiederholen.
  Zwischendurch nicht trinken. Erst nach Abschluss der Sauna die verlorene Schweissmenge durch Flüssigkeit ersetzen.

Wirkung
– Steigert seelisches und körperliches Wohlbefinden
– Trainiert schonend Kreislauf, Herz und Stoffwechsel
– Stärkt die körpereigene Abwehrkraft
– Entspannt Muskeln, Sehnen, Bänder
– Gegen Wechseljahrbeschwerden

Nicht bei Infektionskrankheiten, Entzündungen, bei schweren Herzkrankheiten.
  Nicht abgehetzt, hungrig oder mit vollem Magen in die Sauna gehen.

Die kalten Waschungen

Wirkungen, Voraussetzungen, Durchführung

Die kalten Waschungen zählen zu den mildesten Kneippschen Wasseranwendungen. Sie können bei Gesunden zur Immunstärkung aber auch bei recht vielen Krankheiten angewendet werden. Für den Schwerkranken ist sie eine schonende Anwendung, die wohltuende Erleichterung bringt. Ihre Wirkung hängt von der richtigen Durchführung ab.

Was ist eine Waschung?

Bei einer Waschung wird mit einem Leinentuch auf sanfte Art ein dünner Wasserfilm auf den gesamten Körper oder Körperteile gleichmässig aufgetragen.

> «Bei einer jeden Waschung liegt die Hauptsache darin, dass der ganze Körper oder der einzelne zu waschende Teil gleichmässig nass werde. Diejenige Waschung wird die beste sein, die am gleichmässigsten geschieht und am kürzesten dauert.» *Sebastian Kneipp*

Wie wirkt eine Waschung?

Regelmässig durchgeführte Waschungen wirken abhärtend, beruhigend und nervenstärkend. Sie verbessern die Hautdurchblutung und wirken entlastend auf Herz und Kreislauf. Bei Kreislaufstörungen wirken sie heilungsfördernd und regulierend. Sie stabilisieren den Wärmehaushalt, regen Stoffwechsel und Ausscheidung an und bewirken eine Harmonisierung im vegetativen Nervensystem. Akute Infektionskrankheiten verlaufen milder und rascher.

Die kalten Waschungen können auch als örtlich gezielte Massnahmen zur Verdauungsförderung, als Einschlafhilfe oder zur Fiebersenkung in Serienwaschungen angewendet werden.

Die kalten oder temperierten Waschungen eignen sich, wenn sie richtig durchgeführt werden, auch für Schwerkranke. Falsch angewendet können auch die einfachsten Heilmittel schaden.

Zu starke Anwendungen hemmen, milde Anwendungen fördern den Kreislauf, darum fangen wir in der Kneipp-Wassertherapie mit den milden Waschungen an.

Voraussetzungen für die kalte Waschung

Nie eine kalte Waschung auf kalte Haut! Für die kalte Waschung muss der Körper gut warm sein.

Wird die Waschung am Morgen durchgeführt, ist diese Bedingung durch die vorhandene Bettwärme gegeben. Am Abend legt man sich vor einer kalten Waschung am besten zur guten Durchwärmung eine Viertelstunde ins Bett oder bewegt sich ausgiebig.

Der Körper wird nur soweit entkleidet wie unbedingt nötig. Der Raum soll angenehm temperiert und zugfrei sein. Bei der Waschung darf man nicht frösteln.

Durchführung einer kalten Waschung

Wir verwenden brunnenfrisches Wasser. Damit wird ein milder Temperaturreiz gesetzt. Bei Fieber oder bei kälteempfindlichen Menschen soll temperiertes Wasser von 18 bis 22 Grad verwendet werden, um einen Kälteschock zu vermeiden.

Ein *Leinenwaschtuch* oder ein *Leinenhandtuch* falten wir auf Handgrösse, tauchen es in kaltes Wasser und drücken es leicht aus, so dass es nicht mehr tropft. Mit leichtem Druck ziehen wir einen Wassermantel über die Haut.
    Beim Waschen wird das Leinentuch bei Warmwerden gewendet und – wenn nötig – wieder in das Wasser getaucht.

Die Waschdauer
Die Waschung wird zügig durchgeführt, jedoch ohne zu hasten.
    Eine Ganzwaschung dauert eine bis höchstens zwei Minuten.

Nachbehandlung und Wiedererwärmung
Nach der Waschung nicht abtrocknen. Sofort zurück in das warme Bett gehen oder sich mit Naturfasern bekleiden und tüchtig bewegen.

Waschungsformen
– Oberkörperwaschung
– Unterkörperwaschung
– Ganzwaschung
– Bauchwaschung
– Serienwaschung

Die kalte Oberkörperwaschung

Die Oberkörperwaschung regelt als milder Reiz die Durchblutung in den Brustorganen und wirkt deshalb günstig bei chronischen und akuten Katarrhen der Atemwege. Sie hilft bei Erschöpfungs- und Schwächezuständen.

Technik
Nur Oberkörper entkleiden. Die Waschung beginnt am rechten Handrücken beim kleinen Finger. An der rechten Armaussenseite hochfahren bis zur Achsel, an der linken Armaussenseite zurück zum Daumen und in einem dritten Strich an der Arminnenseite hoch bis und mit Achselhöhle. Tuch wenden und den linken Arm gegengleich waschen. Tuch neu falten und den Hals von rechts nach links umfahren. Mit sechs Längsstrichen Brust und Seitenpartien bis zur Taille waschen. Bei der Frau unter der Brust die liegende 3 durchführen. Tuch neu falten und die Nackengegend von rechts nach links waschen.
    Für die Rückenwaschung das Tuch auseinanderfalten. Dabei fasst jede Hand ein Ende des Tuches und zieht es für die Waschung über den Rücken.

Wirkung
Kräftigend und abhärtend, nervenstärkend, durchblutungsfördernd, herz- und kopfentlastend.

Die kalte Oberkörperwaschung

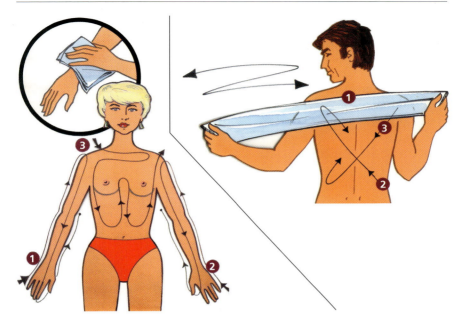

Zu empfehlen bei
- Abwehrschwäche
- Nervosität, Unausgeglichenheit
- chronischen und akuten Atemwegskatarrhen, Bronchitis, Grippe
- Lungen- und Rippenfellentzündung
- vorbeugend in der Schwangerschaft gegen späteres Wundwerden der Brustwarzen durch den Saugakt beim Stillen
- vorbeugend gegen das Wundliegen

Die kalte Bauchwaschung

Die kalte Bauchwaschung wird vor allem geschätzt als natürliche und nebenwirkungsfreie Kneippsche Abführ- und Einschlafpille.

Sie ist eine vorzügliche Präventivmassnahme für alle mit sitzenden Berufen, denn sie beseitigt Stauungen und Luftansammlungen im Verdauungskanal. Sie beeinflusst die Verdauung günstig.

Die kalten Waschungen

Technik
Man liegt dazu möglichst flach auf dem Rücken und zieht die Beine an, damit die Bauchmuskulatur entspannt ist. Mit 20–40 Kreisen im Uhrzeigersinn (Verlauf des Dickdarmes) mit leichtem Druck die Haut immer neu befeuchten. Tuch zwischendurch wenden und die kühle Seite benützen. Die Wiedererwärmung erfolgt am besten im Bett.

Wirkung
Schlaffördernd, darmanregend.

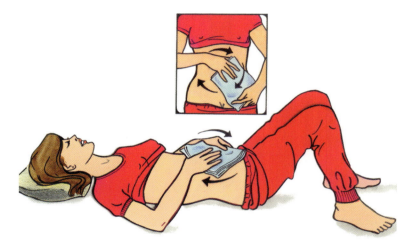

Zu empfehlen bei
- Einschlafstörungen
- chronischer Verstopfung
- nach zu reichhaltigem Essen
- Ernährungsumstellung
- Blähungen
- Beginn einer Magen-Darm-Grippe

Nicht bei Harnweginfekten.

Die kalte Unterkörperwaschung

Diese Anwendung führt zu einer guten Durchblutung der Beine. Abends angewendet eignet sie sich als Einschlafhilfe.

Technik
Nur Unterkörper entkleiden. Die Waschung beginnt bei der rechten kleinen Zehe, führt an der Beinaussenseite hoch bis zum Gesäss und über die vordere Beinmitte zurück zum Fuss. Tuch wenden und an der Beininnenseite wieder hochfahren über die Leistenbeuge bis zur Hüfte, das Gesäss umfahren und über die hintere Beinmitte abwärts zur Ferse waschen.

Tuch neu falten und linkes Bein gegengleich waschen. Bauchwaschung durchführen, kreisförmig im Uhrzeigersinn. Beide Fusssohlen waschen.

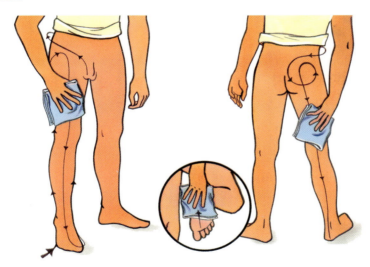

Wirkung
Durchblutungs-, schlaf- und verdauungsfördernd, herzentlastend.

Zu empfehlen bei
– Einschlafstörungen
– Stauungen in den Beinen, Krampfadern
– heissen Beinen

Die kalte Ganzwaschung

Die kalte Ganzwaschung regt den Kreislauf insgesamt an und ist eines der besten Abhärtungsmittel. Der ideale Zeitpunkt dafür ist der Morgen, da der Körper dann genügend Eigenwärme besitzt.

Technik
Erst vor der Waschung Körper nur so weit wie nötig entkleiden. Zügig waschen, ohne zu hasten. Kein Frösteln aufkommen lassen.
   Die Ganzwaschung wird am besten in zwei Etappen durchgeführt:
   Zügige Oberkörperwaschung und diesen sofort wieder bekleiden. Unterkörper entkleiden, eine ebenso flotte Unterkörperwaschung durchführen und Unterkörper wieder bekleiden. Nicht vergessen, beide Fusssohlen zu waschen.
   Bei Schwerkranken wird die Ganzwaschung im Bett vorgenommen.

Wirkung
Abhärtend, stoffwechselanregend, kreislaufanregend, herzentlastend, durchblutungsfördernd, vegetativ stabilisierend.

Zu empfehlen bei
– Abwehrschwäche
– vegetativer Unausgeglichenheit
– Kreislaufstörungen
– Wärmeregulationsstörungen
– akuten fieberhaften Erkältungs- und Infektionskrankheiten
– Grippe
– chronischem Rheuma

> Zu Trainingszwecken und zur allgemeinen Abhärtung empfiehlt Sebastian Kneipp, mit den verschiedenen Kneipp-Anwendungen immer wieder zu wechseln. So wird der Organismus gezwungen, auf ständig neue Reize zu reagieren und bleibt reaktionsbereit.

Die kalte Waschung am Kranken im Bett

> «Die Ganzwaschung und auch die Teilwaschung wirken in einer Weise, dass viele Krankheiten durch sie allein geheilt werden.»
>
> Sebastian Kneipp

Die kalten Waschungen gehören zu den wertvollsten und mildesten Massnahmen, die den Kreislauf schonend anregen, ohne dem Herzen eine Mehrbelastung zu bringen.

Der Bettlägerige besitzt meist die ideale Körperwärme. Bei sehr Geschwächten kann eine kleine Teilwaschung gemacht werden.

Dabei werden entweder nur die Arme, die Beine, der Rücken oder die Körpervorderseite gewaschen.

Es werden nur die Körperpartien aufgedeckt, die behandelt werden.
Zügig waschen, ohne zu hasten, kein Frösteln aufkommen lassen.

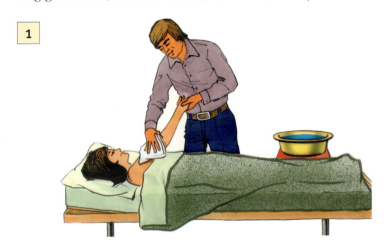

1

Technik
Pyjamajacke oder Nachthemd ausziehen und Körper wieder zudecken. Den rechten Arm vom Handrücken hoch bis zur Schulter, an der Armaussenseite abwärts zur Hand waschen und an der Arminnenseite wieder hochfahren bis und mit Achselhöhle. Den Arm unabgetrocknet unter die Decke legen. Tuch wenden und den linken Arm waschen. Tuch auseinanderfalten und den Hals von rechts nach links umfahren. Mit 6 Längs-

Die kalten Waschungen

strichen Brust und Seitenpartien bis zur Taille waschen. Bei der Frau unter der Brust die liegende 3 durchführen.

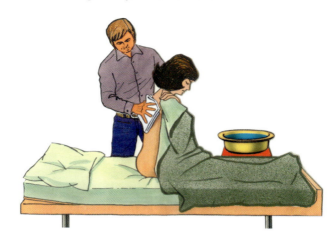

2

Patient aufsetzen. Vorderseite mit Bett-Tüchern warmhalten. Tuch neu falten und den Nacken von der rechten zur linken Schulter umfahren und in 4 Längsstrichen den Rücken bis zur Taille waschen. Oberteil anziehen.

Pyjamaunterteil ausziehen. Tuch neu eintauchen und das rechte Bein von der kleinen Zehe an der Beinaussenseite hoch bis zum Gesäss, über die vordere Beinmitte zurück zum Fuss waschen, Tuch wenden und an der Beininnenseite hochfahren über die Leistenbeuge bis zur Hüfte, das Gesäss umfahren und über die hintere Beinmitte zurück bis zur Ferse. Bein unabgetrocknet unter die Decke stecken. Tuch neu falten und linkes Bein gegengleich waschen, Bauchwaschung kreisförmig im Uhrzeigersinn durchführen. Abschliessend beide Fusssohlen waschen und Pyjamaunterteil anziehen.

Danach den Kranken zudecken. Die Bett-Tücher gut an den Körper schmiegen. Mit Wärmeflasche und heissem Tee Wärme zuführen.

> *«Wird die Ganzwaschung bei einer Krankheit angewendet, so soll sie fortgesetzt werden, bis der Kranke vollständig gesund ist. Dann aber soll sie nur mehr jeden dritten oder vierten Tag stattfinden.»*
>
> *Sebastian Kneipp*

Die kalte Serienwaschung
zur sanften Fiebersenkung auch für Kleinkinder

Die Serienwaschung wird bei fieberhaften Erkrankungen angewendet, um einen Schweissausbruch zu erzielen. Sie ist ein mildes Verfahren, das Fieber schonend um ein Grad und bei sehr hohem Fieber bis zu zwei Grad zu senken. Normal ist 38–38,5 Grad mässiges, 39–40 Grad hohes und über 40 Grad sehr hohes Fieber.

Technik
Vor der Waschung schweisstreibenden Tee aus Lindenblüten, Stechpalmenblättern oder Holunderblüten mit Zitronensaft und Honig zu trinken geben.

Körper nur so weit abdecken, als gewaschen wird und gewaschenen Körperteil sofort wieder zudecken. Bei hohem Fieber für die Waschung leicht temperiertes Wasser von 18 bis 22 Grad und bei sehr hohem Fieber lauwarmes Wasser verwenden. Die Füsse müssen warm sein, sonst mit Wärmeflasche oder mit warmem Fussbad vor der Waschung erwärmen. Diese Vorbedingungen sind unbedingt zu beachten, um einen Kälteschock (Schüttelfrost) zu vermeiden.

Die Serienwaschung kommt als kleine Teilwaschung zur Anwendung. Es werden nur die Beine *oder* die Arme gewaschen. Beim *Kleinkind* die Unterarme *oder* Beine bis zum Knie und beim *Schwerkranken* nur die Körpervorderseite. Gewaschenen Körperteil sofort wieder zudecken.

Dauer
Innerhalb von zwei Stunden vier bis sechs Waschungen durchführen, Zeitabstand 20–30 Minuten. Patient gut beobachten. Bei beginnendem Schweissausbruch beenden. Patient gut zudecken und eine Stunde schwitzen lassen.

Nachbehandlung
Lauwarm abwaschen und abtrocknen. Körper- und Bettwäsche wechseln. Ruhe und Schlaf.

Die kalten Waschungen

Wichtig
Erfolgt nach sechs Waschungen keine Reaktion, Waschungen einstellen. Es liegt eine Fehlreaktion oder ein Behandlungsfehler vor. Nach einer Pause von mindestens zwei bis vier Stunden kann bei anhaltendem Fieber die Serienwaschung wiederholt werden.

Die warmen und kalten Bäder

> In der Kneipp-Hydrotherapie spielen Bäder aller Art eine bedeutende Rolle:
> Armbad, Fussbad, Sitzbad, Halbbad, Dreiviertelbad und Vollbad als warme, kalte, temperaturansteigende und Wechselbäder.
> Nicht empfohlen werden Vollbäder bei herzkranken und kreislauflabilen Menschen.

Wirkungen

Jedes Bad entfaltet je nach Art der Anwendung, der individuellen Reaktionslage und Belastbarkeit eine andere Wirkung. Dabei wird seine erwärmende, anregende oder entspannende und beruhigende Wirkung beeinflusst oder unterstützt durch die

Flächenausdehnung
– ob Voll- oder Teilbad

Temperatur
– ob kalt, warm, wechselwarm oder ansteigend

Badedauer
– von 5 Sekunden bis 20 Minuten

Temperaturskala

kalt	0 bis 18 Grad
temperiert	19 bis 22 Grad
kühl	23 bis 32 Grad = zu geringe Reaktion
indifferent	33 bis 35 Grad = Hauttemperatur
warm	36 bis 38 Grad
heiss	39 bis 41 Grad

Erträglichkeitsgrenze ca. 42 bis 44 Grad

Grundregeln für das warme und kalte Bad

Beim kalten Bad sind die Regeln S.27/28 für kalte Kneipp-Anwendungen zu beachten.
　Voraussetzung für ein kaltes Bad ist ein warmer Körper. Es wird brunnenfrisch genommen und dauert 6–30 Sekunden. Nicht abtrocknen, Wasser abstreifen und zurück ins warme Bett oder sich rasch bekleiden und für Wiedererwärmung sorgen.

Badedauer

Warme Voll- und Teilbäder:	5–20 Minuten
Temperaturansteigende Bäder:	12–20 Minuten
Wechselbäder:	5–10 Minuten warm
	10 Sekunden kalt
	2mal wiederholen und kalt enden

Wassertemperatur beim warmen Bad

Bevorzugte Wassertemperatur:　36–38 Grad
　Bei Rheumatikern darf die Temperatur etwas erhöht sein. Die Wassertemperatur immer mit dem Badethermometer messen. Genaue Wassertemperatur ist bei allen Bädern wichtig.

Nachbehandlung

Nach den warmen Bädern, ausser bei den temperaturansteigenden, folgt als Abschluss eine kalte Abwaschung, ein Abguss der benetzten Körperteile oder ein Nachdünsten im Bett mit anschliessender lauwarmer Waschung. Nach grösseren und ansteigenden Bädern ist Bettruhe von mindestens 1–2 Stunden unbedingt einzuhalten.

Das kalte Armbad

Die Tasse Kaffee der Naturheilkunde: beruhigt das Herz und regt den Geist an.

Das kalte Armbad wird vor allem geschätzt als Linderungsmittel bei unruhiger Herztätigkeit, als Ableitung bei Kopfschmerzen und zur Anregung der Blutzirkulation. Beste Anwendungszeit sind die frühen Nachmittagsstunden. Es darf auch nach dem Essen gemacht werden. Sehr beliebt ist es auf Wanderungen, um die Hitze im Kopfbereich abzuleiten.

Technik
Nicht mit kalten Händen ins kalte Wasser! Vorher erwärmen.
  Für das Armbad benützt man die Armbadewanne in Brusthöhe, so dass eine möglichst aufrechte Haltung des Körpers möglich ist. Aber auch andere Gefässe und das Lavabo im Badezimmer sind dazu geeignet. Die Wanne muss tief genug sein, da die Arme bis zur Mitte der Oberarme eingetaucht werden. An den Armen verträgt man relativ kühle Temperaturen.

Temperatur
Brunnenfrisch, so kalt wie möglich. Erst den rechten, dann den linken Arm mit der Hand voraus bis Mitte Oberarm eintauchen, leicht bewegen.

Dauer
6–30 Sekunden – je nach Verträglichkeit. Bis zum Eintritt des Kälteschmerzes oder des Wärmegefühls.

Grundregeln für das warme und kalte Bad

Danach
Nicht abtrocknen, für Wiedererwärmung Arme bekleiden oder bewegen.

Wirkung
Erfrischend, blutdruckregulierend, durchblutungsfördernd.

Zu empfehlen bei
- körperlicher und geistiger Müdigkeit, Kopfschmerzen
- nervöser Herztätigkeit, kräftigt die Herzmuskulatur

Vorsicht bei Angina pectoris!

Das warme Armbad

Es lindert Verkrampfungen an Herz, Lunge und Bewegungsapparat und wird angewendet, wenn eine krampflösende Beruhigung erwünscht ist.

Technik
Bequeme, möglichst aufrechte Sitzhaltung, dazu Armbad auf niederen (Salon-) Tisch oder auf das in der Höhe verstellbare Bügelbrett stellen. Das warme Armbad reicht bis Mitte der Oberarme. Kräuterzusätze verstärken seine Wirkung.

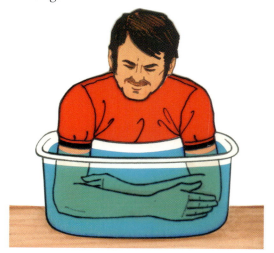

Temperatur und Dauer
36–38 Grad, Arme im Bad leicht bewegen. 5–10 Minuten.

Danach
Arme kurz kalt abgiessen oder abwaschen. Wasser abstreifen, nicht abtrocknen, sich anziehen und bewegen oder ins Bett.

Wirkung
Wärmezuführend, beruhigend, krampflösend.

Zu empfehlen bei
– nervöser Herztätigkeit
– Bronchitis
– chronischen Gelenkveränderungen
– Ekzemen (mit Kamillenzusatz)
– Gelenkveränderungen und verknöchernder Gicht hat das auf 30 Minuten verlängerte warme Armbad eine wohltuende Wirkung

Das temperaturansteigende Armbad

Diese Anwendung führt Wärme zu und wirkt krampflösend auf die Herzkranzgefässe.

Technik und Temperatur
Gefäss mit Wasser von 35 Grad füllen. Bei bequemer Sitzhaltung erst den rechten dann linken Arm bis Mitte Oberarme eintauchen und leicht bewegen. Heisses Wasser langsam zugiessen. Temperatur laufend kontrollieren und je nach Verträglichkeit bis zu 39–41 Grad innerhalb von 12–15 Minuten steigern.

Dauer
Auf Endtemperatur einige Minuten verharren. Insgesamt 20 Minuten. Arme abtrocknen und bekleiden.

Wirkung
Krampflösend, herzentkrampfend.

Zu empfehlen bei
– Asthma bronchiale (mit Thymian- oder Eukalyptuszusatz)

Vorsicht bei Angina pectoris; nicht zu heiss!

Das Wechsel-Armbad

Das Wechsel-Armbad hilft bei kalten, schlecht durchbluteten Händen. Es regt das Gefässsystem an und beeinflusst organische Störungen des Herzens positiv.

Technik
Das Wechsel-Armbad zweimal im Wechsel durchführen. Warm beginnen und kalt enden. Arme im Bad leicht bewegen. Dazu sind zwei Gefässe nötig. Anstelle des kalten Armbades eine kalte Armwaschung oder einen kalten Armguss machen.

Temperatur und Dauer
Warmes Bad von 36–38 Grad, 5–10 Minuten. Kaltes Bad brunnenfrisch 6–30 Sekunden.

Danach
Wasser abstreifen und bekleiden. Bettruhe oder Bewegung.

Wirkung
Vegetativ stabilisierend, durchblutungsfördernd.

Zu empfehlen bei
– peripheren Kreislaufstörungen
– Blutdruckschwankungen
– Bronchialerkrankungen

Nicht bei Angina pectoris

Das kalte Fussbad

Ein Kneippwort zu den kalten Fussbädern:

> «Es wirkt anfangs kalt auf die Füsse, die nach und nach wärmer werden. Die Ursache des Warmwerdens liegt in der Leitung des Blutes von oben in die Füsse. Es wird also das Blut von Kopf, Brust und Unterleib in die Füsse geleitet. Es wirkt ferner auf die Regelung des Blutlaufes. Sobald die Kälte an den Füssen nachlässt und die Füsse einem warm vorkommen, als ob das Wasser nicht besonders kalt wäre, soll man das Fussbad beschliessen; also bei der ersten Reaktion, wo nach der Kälte die Wärme eingetreten ist.»

Das kalte Fussbad macht widerstandsfähiger, erfrischt und stärkt die Fussmuskulatur. Es hat eine ableitende Wirkung auf die Organe des Unterleibs und regt die Durchblutung an.

Ideal sind die hohen Kneipp-Fussbadewannen, aber auch jeder hohe Plastikeimer, in dem beide Füsse bequem Platz finden, ist geeignet.

Technik
Nur bei schön warmen Füssen!

Mit dem rechten Fuss voraus und linken Fuss sogleich nachziehen. Das kalte Wasser soll die Waden zur Hälfte decken. Füsse im Bad bewegen.

Temperatur und Dauer
Höchstens 15 Grad, so kalt wie möglich. 2–30 Sekunden, für Trainierte 15–60 Sekunden.

Danach
Nicht abtrocknen, Wasser nur abstreifen. Wiedererwärmung durch warme Bekleidung und Bewegung oder Bettwärme

Wirkung
Durchblutungsfördernd in den Unterleibsorganen, ableitend von Kopf und kleinem Becken, schlaffördernd, abhärtend, stärkend und erfrischend auf die Fussmuskulatur.

Grundregeln für das warme und kalte Bad

Zu empfehlen bei
- Stauungen in den Beinen, Krampfadern
- Einschlafstörungen
- Kopfschmerzen, Migräne, Blutandrang zum Kopf
- Überhitzung
- Nasenbluten
- Akuter Gicht
- Abhärtung

Nicht bei Nieren-Blasenleiden, Menstruation, Ischias und fortgeschrittener arterieller Zirkulationsstörung (Raucherbein).

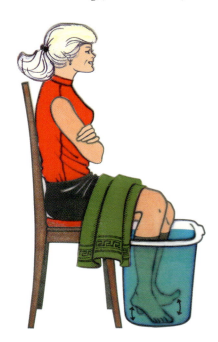

Das warme Fussbad

Ein wirksamer Aufwärmer bei Frösteln.

Warme Fussbäder haben heilenden oder verbessernden Einfluss bei chronischen Erkrankungen. Das warme Fussbad wird hauptsächlich bei schwächeren Leuten angewendet, welche zur allgemeinen Erwärmung zu wenig Blut haben oder bei jungen Mädchen mit chronisch kalten Füssen. Sie fühlen sich nach so einem Fussbad behaglich und schlafen dann auch gut ein. Kräuterzusätze siehe Seite 70.

Technik
Das warme Fussbad reicht bis gut zur Wadenmitte. Füsse im Bad leicht bewegen. Kräuterzusätze verstärken seine Wirkung. Bei Krampfadern Wassertemperatur nur 36 Grad oder Wasserspiegel nur bis zum Knöchel.

Temperatur und Dauer
36–38 Grad, 10–20 Minuten.

Danach
Kurze kalte Abgiessung oder Kaltwaschung.

Wirkung
Erwärmend, durchblutungsfördernd, beruhigend, schlaffördernd.

Zu empfehlen bei
– Abwehrschwäche
– chronisch kalten Füssen, zur allgemeinen Erwärmung
– beginnenden Erkältungskrankheiten
– chronischen Infekten im Nasen-Rachenbereich, Nebenhöhlen, Blasen- und Nierenentzündung, Harnverhaltung
– chronischen Schlafstörungen
– leichten arteriellen Durchblutungsstörungen
– chronischer Verstopfung
– nervösen Kopfschmerzen
– organischen Störungen des Herzens
– Vorbereitung zur Fusspflege, Fussschweiss

Das temperaturansteigende Fussbad

Führt intensiv Wärme zu.

Das ansteigende Fussbad durchwärmt verstärkt und ist ein gutes Mittel, um einer beginnenden Erkältung einen besseren Verlauf zu sichern. Kräuterzusätze verbessern die Wirkung (siehe Seite 70).

Technik
Der Oberkörper muss warm zugedeckt bleiben. Das Wasser reicht gut bis Wadenmitte. Bei Krampfadern siehe ergänzende Beschreibung nebenan.

Temperatur und Dauer
Beginn mit 35 Grad – hautwarm. Innerhalb von 12–15 Minuten langsam heisses Wasser zugiessen und, je nach Verträglichkeit, bis 39–41 Grad steigern. Auf Endtemperatur einige Minuten verharren, evtl. bis zum Schweissausbruch.

Danach
Abtrocknen, 15–30 Minuten Bettruhe, gut eingepackt. Bei stärkerem Schweissausbruch nach 1–1 ½ Std. lauwarme Waschung im Bett. Wäsche wechseln.

Wirkung
Sofortige örtliche Überwärmung, Mehrdurchblutung mit reflektorischer Wirkung auf Unterleibsorgane und Schleimhäute im Nasen-Rachenraum

Zu empfehlen
– zum Kupieren einer beginnenden Erkältungskrankheit mit Thymianzusatz
– bei fieberlosen Erkältungskrankheiten wie Schnupfen, Katarrh, Grippe, Halsweh, Bronchitis, Asthma, Blasen-, Nierenentzündung
– bei akuten und chronischen Harnweginfekten
– bei arteriellen Zirkulationsstörungen, Beinkrämpfen
– zum Fieber erzeugen
– bei Menstruationsbeschwerden

– *Bei Krampfadern ansteigendes Fussbad nur bis Knöchelhöhe:*
Beginn mit Wasser von 35 Grad, Fussrücken knapp bedeckt. Innerhalb von 12–15 Minuten langsam ca. 1 Liter heisses Wasser zugiessen oder zufliessen lassen. Das Wasser darf die Knöchelhöhe nicht übersteigen, evtl. Wasser abschöpfen oder in die Badewanne abfliessen lassen (siehe Zeichnung). Dauer siehe oben. Kurze Kaltanwendung.

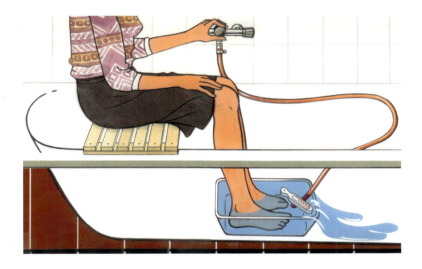

– *Bei arteriellen Durchblutungsstörungen* (Raucherbein) spezielles Fussreflexzonenbad mit entsprechender Gebrauchsanleitung (erhältlich in Fachgeschäften) anwenden.

Das Wechsel-Fussbad

Fördert den Kreislauf und verhindert Infekte.

Die thermischen Reize helfen bei kalten Füssen, indem sie auflösen und ausleiten. Kräuterzusätze, je nach gewünschter Wirkung, in das warme Bad geben.

Technik

Der Oberkörper bleibt warm bekleidet. Das Wasser reicht beim warmen und kalten Fussbad bis Wadenmitte. Bei Krampfaderleiden warmes Wasser nur bis 36 Grad oder nur bis Knöchelhöhe füllen.

Sie können sich auch nur mit einer Fussbadewanne behelfen. Stellen Sie diese mit warmem Wasser in die Badewanne und machen Sie die Kaltanwendung mit dem Kneippschlauch oder einem nassen, kalten Tuch.

Fussbad zweimal im Wechsel durchführen. Warm beginnen und kalt beenden. Füsse gleichzeitig eintauchen und bewegen.

Temperatur und Dauer

Das warme Bad von 36–38 Grad dauert 5–10 Minuten. Anschliessend das Wasser auf Ausgangstemperatur aufwärmen. Das kalte Bad bis zu 15 Grad dauert 6–15 Sekunden.

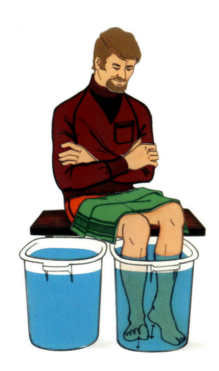

Danach
Wasser abstreifen, Woll- oder Baumwollsocken anziehen und sich bis zur Wiedererwärmung bewegen oder ins Bett.

Wirkung
Allgemein erwärmend, vegetativ stabilisierend, abhärtend, durchblutungsfördernd.

Zu empfehlen bei
– vegetativen Erschöpfungszuständen
– chronischen Krankheiten und Rheuma
– Erkältungskrankheiten, Infektanfälligkeit
– Kopfschmerzen, Blutandrang zum Kopf, Migräne
– Schlafstörungen
– Kreislauf-, Durchblutungsstörungen, Blutdruckschwankungen
– kalten Füssen, Stärkung der Fussmuskulatur

Das warme Sitzbad

Das warme Sitzbad mit Kräuterzusatz entspannt und durchwärmt wohltuend die Unterleibsorgane.

Es hat eine heilungsfördernde Wirkung bei chronischen Unterleibsentzündungen auf Nieren und Blase. In den letzten Schwangerschaftsmonaten lockert das warme Sitzbad die Beckenmuskulatur.
  Badezusätze siehe Seite 70.

Die spezielle und leichte Plastik-Sitzbadewanne erhalten Sie beim Schweizer Kneippverband.

Technik
Das warme Wasser bedeckt die Nierengegend und reicht bis Mitte Oberschenkel.
  Die Füsse liegen bequem auf einem Schemel. Körper und Füsse mit einer Decke oder mit Leinen- und Wolltuch zudecken. Die Füsse evtl. mit einer Wärmflasche warmhalten.

Grundregeln für das warme und kalte Bad

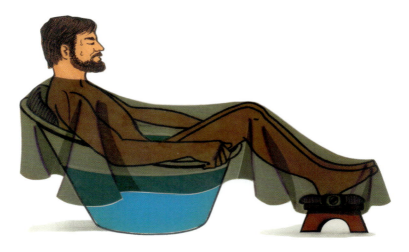

Temperatur und Dauer
Warmes Wasser von 36–38 Grad mit Badezusatz. 10–20 Minuten.

Danach
Kalte Waschung, kalter Abguss der eingetauchten Körperteile (die Kaltabwaschung ist bei Hämorrhoiden wichtig) oder nachdünsten im Bett mit späterer lauwarmer Waschung, Bettruhe.

Wirkung
Die Durchblutung des Unterleibes fördernd.

Zu empfehlen bei
– Blasenschwäche
– Nieren-Blasenkatarrh
– Hämorrhoiden
– Periodeschmerzen
– Schwangerschaft

Nicht öfter als ein- bis zweimal in der Woche anwenden.

Das Wechsel-Sitzbad

Es hat ähnliche aber verstärkte Wirkungen wie das warme Sitzbad. Kräuterzusätze verwenden wie beim warmen Sitzbad.

Technik
Auf warme Füsse achten. Kalte Füsse vorwärmen. Für die Warmanwendung siehe warmes Sitzbad. Die Kaltanwendung kann im warmen Raum auch als rasche kalte Waschung oder Begiessung der eingetauchten Körperteile vorgenommen werden.
 Sitzbad zweimal im Wechsel durchführen. Warm beginnen, kalt beenden.

Temperatur und Dauer
– Warmes Sitzbad von 36–38 Grad, 10 Min.
– Kaltes Bad, Wasser bis 15 Grad, 10 Sek.
– Beim Wechsel, warmes Bad wieder auf 38 Grad erwärmen.

Danach Wasser abstreifen und Bettruhe.

Wirkung
Entstauend, zirkulationsanregend, durchblutungsfördernd im Becken- und Bauchraum.

Zu empfehlen bei
– Blasenschwäche
– Hämorrhoiden, Stauungen im Unterleib
– Prostata, Wechseljahrbeschwerden
– Blähungen, Verstopfung und vor allem bei schlaffem Darm
– Senkungen im Beckenbereich
– sexuelle Dysfunktion

Das kalte Halbbad: ein «fröhliches Kneipp-Bad»

Das kalte Halbbad wirkt ausgleichend und kräftigend auf den Körper und die Psyche. Es vermag die Stimmung positiv zu beeinflussen.

Diese Erfahrung, dass das kalte Halbbad froh macht, geht zurück bis in Kneipps Zeiten. Man bezeichnete es damals treffend als das «fröhliche Kneipp-Bad».

> *«Das Halbbad allein würde gegen dieses fürchterliche Übel, die Verweichlichung, schützen. Wie also dieses Bad die ganze Natur kräftigt, so schützt es dieselbe auch vor Verweichlichung. Noch mehr aber schützt das Halbbad vor vielen Krankheiten, wenn der Leib schlaff, träge und untätig werden will oder wenn er zu sehr verweichlicht ist.»*
>
> *Sebastian Kneipp*

Technik
Das kalte Halbbad bedeckt den Unterkörper bis zur Nabelhöhe. Der Oberkörper bleibt bekleidet. Das kalte Halbbad vom Bett aus nehmen und sofort wieder in das warme Bett zurückgehen. Nur ein- bis zweimal pro Woche anwenden, sonst wird das Blut zu sehr in das kleine Becken geleitet.

Temperatur und Dauer
Am Vorabend brunnenfrisches Wasser etwa 30 cm tief, bis Nabelhöhe, in die Badewanne füllen. Mit dem rechten Fuss zuerst einsteigen. Eintauchen des ganzen Unterkörpers bis zur Nabelgegend. 6 Sekunden.

Danach
Wasser mit flacher Hand abstreifen, nicht abtrocknen. Pyjama anziehen und sofort zurück ins warme Bett.

Wirkung
Entspannend, ausgleichend im vegetativen Nervensystem, erfrischend, abhärtend, kräftigend, schlaffördernd, regelt Durchblutung der Beine und Unterleibsorgane.

Zu empfehlen bei
– vegetativer Übererregbarkeit
– Wechseljahrbeschwerden, Wallungen
– chronischer Darmschwäche, Verstopfung, Hämorrhoiden

- vom Bett aus genommen sehr gutes Schlafmittel
- Schwangerschaft zur Stärkung der Beckenmuskulatur
- sexuelle Dysfunktion

Nicht bei Nieren-Blasenkatarrh, Menstruation, Durchfall, Herzkranken mit organischen Herzfehlern.

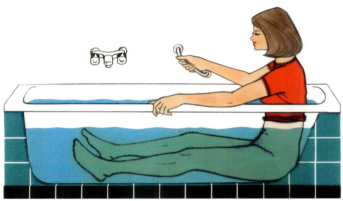

Das warme Dreiviertelbad (Vollbad, Kneipp-Kräuterbad)

Beim Vollbad kann sich der hydrostatische Druck, der gleichmässige Wasserdruck, auf den ganz eingetauchten Körper nachteilig auswirken. Dieser Druck ist messbar und in der Lage, Blut- und Lymphgefässe des Brust- und Bauchraumes effektiv zusammenzupressen. Dieser Druck kann für gefässlabile oder herzkranke Menschen eine Gefahr darstellen. Eine Irritation des Kreislaufs entsteht auch bei zu raschem Ausstieg aus einem warmen Vollbad, da sich dann die im Wasser zusammengepressten Gefässe zu schnell erweitern.

Es ist bei jedem warmen Bad ratsam, vor dem Aussteigen etwas Wasser ablaufen zu lassen und gleichzeitig eine kühle Teilwaschung zu beginnen.

Technik
Beim Dreiviertelbad reicht das Wasser bis zur Brust und beim Vollbad bis zum Hals.

Grundregeln für das warme und kalte Bad

Temperatur und Dauer
36–38 Grad, eventuell später warmes Wasser nachgiessen. 5–20 Minuten

Danach
Kalte Waschung, Abgiessung oder Nachdünsten im Bett mit späterer lauwarmer Waschung, Bettruhe.

Wirkung
Beruhigend, entspannend, schlaffördernd oder anregend, vegetativ stabilisierend.

Zu empfehlen bei
– körperlichen und seelischen Verspannungen
– vegetativer Übererregbarkeit, Schlafstörungen
– Arthrose, chronischem Rheuma

Vorsicht bei Herzerkrankungen; warmes Halbbad anwenden.

Das ansteigende Dreiviertelbad (Vollbad)

Technik
Beim Dreiviertelbad reicht das Wasser bis zur Brust, beim Vollbad bis zum Hals.

Temperatur und Dauer
Beginn mit 35 Grad. Innerhalb 15–20 Minuten langsam heisses Wasser zugeben bis zu 40–41 Grad und fünf Minuten auf Endtemperatur verweilen, insgesamt zwanzig Minuten.
   Patient überwachen. Bei unangenehmem Hitzegefühl, Beklemmung oder Druck auf Brust Bad abbrechen!
   Vor dem Aussteigen Badewasser auslaufen lassen und evtl. gleichzeitig mit einer Kaltwaschung beginnen.

Danach
Nachdünsten im Bett mit späterer lauwarmer Waschung, Bettruhe.

Wirkung
– Schweisstreibende Anwendung bei Grippe und Infektionskrankheiten
– Bei allgemeinem Frösteln
  Nur auf ärztliche Empfehlung und mit Überwachung von einer zweiten Person!

Das Bürstenbad

Bei der Anwendung eines warmen Halb- oder Dreiviertelbades wird gleichzeitig mit einer Badebürste der ganze Körper gebürstet. Hier wird zur Wasseranwendung ein starker mechanischer Reiz auf die Haut ausgeübt. Die beste Zeit für ein Bürstenbad ist der Morgen.

Technik und Dauer
Strich- oder kreisförmig mit leichtem Druck immer herzwärts bürsten: Beginn an einer herzfernen Stelle, bei der rechten Fusssohle, erst das rechte, dann das linke Bein, Gesäss, Bauch im Uhrzeigersinn, rechter Arm, beginnend an der Handinnenseite, Handrücken, Arme, Brust und Rücken bürsten. 5–10 Minuten.

Danach
Kurze kalte Abgiessung oder Abwaschung. Einölen. Sich mit Naturfasern bekleiden und bewegen.

Wirkung
Anregend und belebend auf Kreislauf, Hautdurchblutung, Stoffwechsel, Lymphfluss.

Zu empfehlen bei
– Kreislaufschwankungen
– Frösteln, kalten Händen und Füssen
– Fastenkuren als unterstützende Anwendung
– als Muntermacher am Morgen mit Rosmarinzusatz

Nicht am Abend, nicht bei grosser Nervosität, Hautleiden. Krampfadern, Besenreiser (blaue Äderchen) aussparen.

Grundregeln für das warme und kalte Bad

Die Badezusätze

Warme Bäder verordnete Sebastian Kneipp immer als Kräuterbäder. Badezusätze dem einlaufenden warmen Wasser beifügen.

Extrakt	Wirkung	Zu empfehlen bei/als
Augentrost	Entzündungshemmend	Augenentzündung, Gerstenkorn
Baldrian	beruhigend	Schlaflosigkeit
Eichenrinde	zusammenziehend, entzündungshemmend	Hämorrhoiden, Fissuren, Ekzemen, Psoriasis
Fichtennadel	belebend, durchblutungsfördernd	Katarrhen der Luftwege, Bronchitis
Haferstroh	entzündungshemmend	Steinleiden Niere, Blase, Hautentzündungen
Heublumen	ausleitend, krampflösend, schmerzlindernd, durchblutungsfördernd	Gelenk-Sehnenscheidenentzündungen, Rheuma, Gicht, Wechseljahren
Hopfen	entspannend, beruhigend	Schlaflosigkeit
Kamille	entzündungshemmend, krampflösend	Wunden, Analfissuren, Ekzemen, Katarrhen
Lavendel	beruhigend, entspannend	Abendbad, Nervosität
Meersalz	stoffwechselanregend	Rheuma, Gicht, Ödemen
Melisse	beruhigend, entspannend	Schlafstörungen, Nervosität
Moor	erwärmend	Rheuma, Erkältungen
Rosmarin	belebend, kreislaufanregend, durchblutungsfördernd	Nervöser Erschöpfung, Morgenbad bei niederem Blutdruck
Rosskastanien	venentonisierend entzündungshemmend	Venenstauungen, Krampfadern, Hämorrhoiden
Thymian	keimtötend, krampflösend, auswurffördernd	Atemwegserkrankungen, Bronchitis
Wacholder	erfrischend	Sportlerbad, Muskelkater
Weizenkleie	entzündungshemmend, juckreizstillend	Empfindlicher, trockener Haut, Wunden
Zinnkraut	wundheilend, gewebestärkend, entzündungshemmend	Nieren-Blasenkatarrh, Ekzemen, Wunden, Krampfadern, Hämorrhoiden

Die Dämpfe

Bei dieser Anwendung wirken heisse Wasserdämpfe mit Kräuterzusatz.

Der Kopf- und Gesichtsdampf

Wird der Kopfdampf bei einem Kind durchgeführt, muss die Mutter oder eine andere Person den Kopfdampf mitmachen. Allein kann das Kind Angst bekommen. Dazu besteht Verbrennungsgefahr.

Technik beim Kopfdampf

Kopf über den dampfenden Topf beugen und mit Leintuch und Wolldecke oder Badetuch abdecken. Die heissen Dämpfe durch Nase und Mund einatmen. Dabei soll möglichst kein Dampf entweichen.

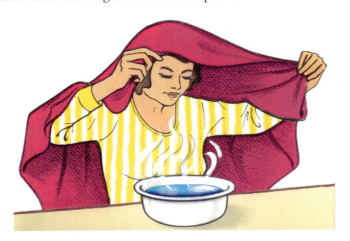

Die Dämpfe

Der *Gesichtsdampf* wird auch erfolgreich angewendet als natürliches Schönheitsmittel.

Vorsicht bei starkem Blutandrang zum Kopf, allgemeiner Schwäche, Augenleiden und fortgeschrittener Arterienverkalkung.

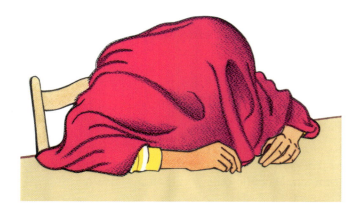

Der Nasen- und Ohrendampf

Technik beim Nasen- oder Ohrendampf

Papiersack mit herausgeschnittener Ecke über einen Krug stülpen. Dampf durch die Nase einatmen oder in das Ohr strömen lassen.

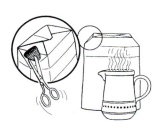
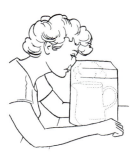

Dauer der verschiedenen Dämpfe
8–15 Minuten.

Danach
30 Minuten nachdünsten, am besten im Bett. Anschliessend Gesicht kühl waschen.

Wirkung
Hauttätigkeit anregend und reinigend, schweisstreibend, auflösen und ausleiten von Stoffwechselschlacken und Krankheitserregern, schleimlösend, sekretionsfördernd, entzündungshemmend, krampflösend und schmerzlindernd bei verschiedenen Erkältungskrankheiten.

Zu empfehlen bei
- Erkältungskrankheiten
- trockenen Schleimhäuten, Schnupfen, Husten, Heiserkeit
- Rachen- und Bronchialkatarrh
- Nasennebenhöhlenerkrankung
- leichten Ohrenschmerzen
- Akne, Schönheitspflege

Die Kräuterzusätze

Symptom/Anwendung	Extrakt
Katarrh, Verschleimung	Thymian, Kamillenköpfli, Schafgarbe, Pfefferminze, Eukalyptus
Ohrenentzündung	Kamille, Schafgarbe, Brennnessel, Taubnessel
Schönheitspflege	Lindenblüten, Kamille, Lavendel, Rosmarin, Schafgarbe, Pfefferminze

Die Kneippschen Güsse

> Die Kneippschen Güsse sind ein charakteristischer, ein ganz besonderer Bestandteil der Wassertherapie. Sebastian Kneipp hat die Güsse selbst entwickelt. Sie sind seine Erfindung und auch nach ihm benannt.

Der Guss: was er ist, wie er wirkt

Beim Guss wird ein gebündelter, beinahe druckloser und gleichmässig fliessender Wasserstrahl auf einem Körperteil oder am ganzen Körper entlanggeführt. Der so begossene Körperteil wird von einem spiegelglatten Wassermantel weich umspült.

Bei kalten Güssen verwenden wir das kalte Wasser so, wie es aus der Leitung kommt. Zum Giessen gibt es einen speziellen Kneipp-Schlauch aus Naturgummi oder ein spezielles Giesshandstück.

Der Giess-Schlauch
ist 2 m lang mit 20 mm Innendurchmesser.

Der Giess-Druck
ist richtig, wenn beim Aufrechthalten des Schlauches das Wasser die Schlauchmündung knapp eine Handbreit übersprudelt.

Beim Guss wirkt der reine Temperaturreiz. Örtlich regt der Guss als Reaktion auf den Kältereiz die aktive Durchblutung stark an. Die Güsse verbessern die gesamte Regulation des Wärmehaushaltes. Sie wirken über die Funktionen der Haut auf den Kreislauf, das Nervensystem, die

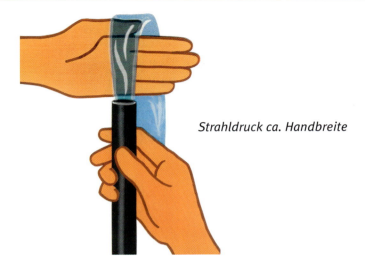

Strahldruck ca. Handbreite

Ausscheidung und den Stoffwechsel. Sie haben demzufolge eine Reihe von Heilanzeigen.

Duschen ist nicht kneippen!

Aus der Brause trifft das Wasser punktförmig, mit Luft vermischt, auf den Körper. Dies erzeugt Kälte und dazu kommt ein stark mechanischer Reiz.

Reizstärke

Sie kann der körpereigenen Verfassung und Empfindlichkeit angepasst werden durch

- Dauer der Anwendungszeit
- Ausdehnung der Hautfläche
- Variation der Wassertemperatur
- Variation des Wasserdruckes

Die Kneippschen Güsse

> **Wer trainieren will, muss wechseln:**
>
> 1. Hautfläche   mal oben – mal unten – mal ganzer Körper
> 2. Reizart   mal kalt – mal warm – mal Wechsel
> 3. Intensität   stärker – schwächer

Durchführung

Die Giess-Technik und Schlauchführung bei allen grossen Güssen erst trocken üben, da sie zügig erfolgen müssen. Es darf dabei kein Frösteln aufkommen.

Beim Knie-, Schenkel- und Vollguss immer auf einem Holz- oder Plastikrost stehen, damit das Wasser abfliessen kann. Beim Knie- und Schenkelguss hält man den Schlauch wie einen Bleistift ganz vorne, dabei kann die Mittelfingerspitze die Wassertemperatur überwachen. Die andere Hand hält den Schlauch mit einem kurzen Bogen (siehe Zeichnung).

Für den Arm-, Brust- und Oberguss stellt man sich vor die Badewanne oder Dusche. Beim Armguss und den Aufwärtsgüssen hält man den Schlauch wie einen Telefonhörer mit der ganzen Hand.

Jeder Guss beginnt an der herzfernsten Stelle, am Fuss- oder Handrücken. So kann sich der Kältereiz langsam einschleichen und Rückstauungen von Blutmassen in grossen Gefäss-Stämmen werden vermieden.

Bei kalten Güssen vorher einatmen und mit Beginn des Gusses ausatmen. Also in dem Moment ausatmen, da die Kälte den Körper trifft. Luftschnappen ist dann nicht nötig.

Durchführung

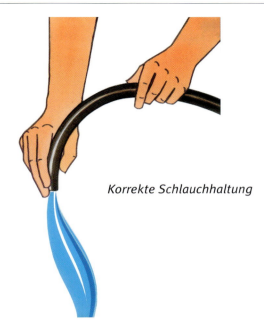

Korrekte Schlauchhaltung

Grössere Güsse

werden vor allem am Morgen auf den bettwarmen Körper angewendet.

Kleinere Güsse

werden auch in den Nachmittagsstunden oder am Abend gemacht.

Wechsel-Güsse

Der erste Guss wird, zum Aufwärmen, mit warmem Wasser von 36–38 Grad, von etwa einer Minute Dauer durchgeführt, bis eine gute Rötung der Haut festzustellen ist. Anschliessend folgt der kalte Guss für etwa fünf bis zehn Sekunden. Dabei die Reaktion, wie bei allen kalten Anwendungen, beachten. Danach wieder warm giessen. Die kalten und warmen Güsse werden im Wechsel zweimal wiederholt. Abschluss bildet der kurze kalte Wasserreiz.

> Man vermeide dabei schroffe Wechsel von heiss-kalt.
>
> So kalt wie möglich und nur so warm wie nötig!
>
> Warme Güsse sind Minutenanwendungen.
>
> Kalte Güsse sind Sekundenanwendungen.

«Die mildeste Anwendung, die zum Ziele führt, ist die beste.»
Sebastian Kneipp

Giessdauer und Reaktion

Der kalte Guss dauert bis zum Eintritt der Hautreaktion. Im begossenen Körperteil entstehen eine leichte Hautrötung und ein Kälteschmerz, evtl. bei geübten Kneippern ein Wärmegefühl. Sebastian Kneipp verlangt hier ein genaues Beobachten.

> Je kälter das Wasser, je kürzer die Dauer, umso besser die Wirkung.

Nachbehandlung
Nicht abtrocknen. Die anhaftenden Wassertropfen nur mit den Händen abstreifen. Gesicht und Hände, die nach dem Anziehen der Luft ausgesetzt sind, und stark behaarte Körperpartien abtrocknen.
Sofort für Wiedererwärmung sorgen, im vorgewärmten Bett oder durch rasche Bekleidung (Naturfasern) und durch ausgiebige Bewegung.

Gussformen

Knieguss	Kleine Zehe bis eine Handbreit über die Kniekehle
Schenkelguss	Kleine Zehe bis zur Hüfte
Armguss	Fingerspitzen bis zur Schulter
Brustguss	Arme und Brust

Oberguss	Ganzer Oberkörper
Vollguss	Ganzer Körper
Gesichtsguss	Mit abgeschwächtem Wasserstrahl
Augenguss	Mit abgeschwächtem Wasserstrahl
Nackenguss	Nacken
Lumbalguss	Gesäss

Gussarten

Kalter Guss
Wechselguss
Überwärmungsguss
Abgiessung nach dem Bade

Gussregeln

Für die kalten Güsse ist unbedingt zu beachten:

1. Der Körper oder der zu begiessende Körperteil muss warm sein. Nie bei Kältegefühl, Frösteln oder kalter Haut giessen. Sonst vorher mit warmem Wasser, warmer Bekleidung, Bewegung oder im Bett aufwärmen.

2. Die Raumtemperatur muss angenehm warm sein. Die Fenster sind geschlossen. Zugluft vermeiden.

3. Körper nur so weit entkleiden wie für den Guss notwendig.

4. Kalte Güsse sind Sekunden-Anwendungen.

5. Wasser nach dem Guss mit der flachen Hand nur abstreifen. Gesicht, Hände, stark behaarte Körperpartien und zwischen den Zehen abtrocknen. Sofort für Wiedererwärmung sorgen.

6. Nie unmittelbar nach dem Essen. Eine halbe Stunde nach einem Imbiss oder eine Stunde nach einer Mahlzeit.

7. Nach einer grösseren Kneipp-Anwendung mindestens zwei Stunden Zeitabstand bis zur nächsten Anwendung.

8. Rauchen kurz vor oder nach der Anwendung hebt die Wirkung auf.

9. Bei kalten Güssen vorher einatmen und mit Beginn des Gusses ausatmen. Während des Gusses ruhig atmen und entspannte Körperhaltung.

10. Konzentration auf die Anwendung.

«Beim Guss halt's Maul, sonst ist die Wirkung faul.»
Sebastian Kneipp

Die Anwendungen

Gussformen kalt und wechselwarm

Der kalte Gesichtsguss

Der Gesichtsguss wird in der Kneipptherapie auch der Schönheitsguss genannt. Er ist eine sehr leichte und ausgesprochen erfrischende Anwendung und bringt eine angenehme Durchblutung der Gesichtshaut. Seine anregende Wirkung auf die Kopforgane macht ihn zur erquickenden Schnelltherapie für Kopfarbeiter.

Technik
Mit abgeschwächtem, drei Finger breitem Strahl giessen.
  Man legt ein Handtuch um den Hals, um die Kleider zu schützen und beugt den Kopf über die Badewanne. Der Guss beginnt auf der rechten Stirnseite, führt nach links und zurück nach rechts. Dann mit einigen Längsstrichen von der Stirn zum Kinn fahren, erst rechts, dann links. Nun mehrmals das Gesicht umkreisen. Zwischendurch tief ein- und ausatmen. Guss beenden über die Stirnmitte abwärts zur Nasenspitze und zum Kinn. Das Gesicht trockentupfen.

Der kalte Gesichtsguss

Wirkung
Hautstraffend, angenehme Durchblutung der Gesichtshaut, ausgesprochenes Erfrischungsgefühl.

Zu empfehlen bei
- Augenmüdigkeit
- Katarrhanfälligkeit als Abhärtung
- Geistiger Arbeit
- Kopfschmerzen durch schwache Durchblutung
- Akne

Nicht bei Augenleiden, grünem und grauem Star, Schnupfen, akuten Nebenhöhlenerkrankungen, Nervenentzündungen des Gesichts.

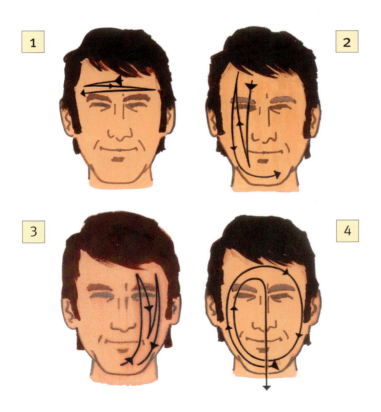

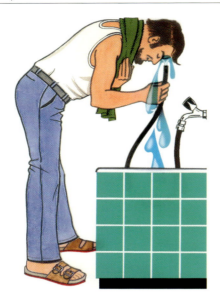

Gesichtsguss, Strahl ca. 5 cm

Der warme Gesichtsguss

Zu empfehlen bei
– Gesichtsneuralgien

Der kalte Augenguss

Der Augenguss verlangt einen abgeschwächten Strahl. Schlauch etwas quetschen, damit ein feiner Wasserfächer entsteht. Nicht zu kalt!

Technik und Wirkung
Die Augen von der Schläfe her dreimal umkreisen. Jedes Auge im Wechsel drei- bis viermal begiessen. Durchblutungsfördernd

Zu empfehlen bei
– Augenmüdigkeit
– Brillenträger

Nicht bei Augenleiden, grünem und grauem Star, Schnupfen, akuten Nebenhöhlenerkrankungen, Nervenentzündungen des Gesichts.

Der kalte Armguss

Er dient zur Anregung der Blutzirkulation in den Armen und hat auch eine reflektorische Wirkung, eine «Fernwirkung», auf die Durchblutungsverhältnisse des Herzmuskels. Bei Neigung zu kalten Händen oder bei rheumatischen Veränderungen der Arme, auch bei Schreibkrampf oder Maschinenarm von zu einseitiger Tätigkeit ist der Guss angezeigt. Er wirkt ableitend von Kopf und Hals.

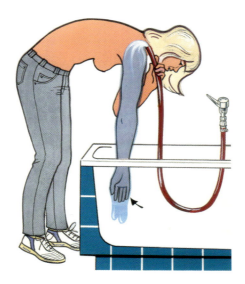

Technik
Von der Hand bis zur Schulter. Oberkörper über die Badewanne gebeugt. Diese Anwendung eignet sich auch für ältere Menschen, denn man kann sie neben der Badewanne sitzend machen.

Beginn am rechten Handrücken beim kleinen Finger. Wasserstrahl an der Armaussenseite aufwärts bis zur Schulter führen. Hier drei- bis viermal leicht hin- und herfahren, dabei fliesst das Wasser gleichmässig den rechten Arm hinab, wobei der Arm einen glatten Wassermantel erhält. Nun die Hand nach aussen drehen und den Wasserstrahl an der Innenseite des Armes abwärts führen über den Handteller bis zu den Fingerspitzen.

Der linke Arm wird in gleicher Weise begossen.

Wirkung
Belebend und erfrischend auf Kreislauf und Nervensystem, herzberuhigend, vertiefte Atmung, ableitend.

Zu empfehlen bei
- körperlicher und geistiger Müdigkeit
- Kopfschmerzen, Schwindel
- Sehnenscheidenentzündung
- Herzschwäche
- beginnendem Schnupfen

Der Wechsel-Armguss

Armguss zuerst mit warmem Wasser von 36–38 Grad etwa eine Minute bis zur guten Durchwärmung durchführen. Es folgt der kalte Armguss. Warme und kalte Anwendung je einmal wiederholen. Mit kaltem Guss enden.

Zu empfehlen bei
- rheumatischen Beschwerden
- neuralgischen Schmerzen im Schulterbereich
- kalten Händen

Der kalte Brustguss

Wer unter niederem Blutdruck leidet, kann den Guss am Morgen als wirksames Anregungsmittel durchführen. Der Brustguss löst Beklommenheit und nervöse Erregungszustände. Seine reflektorische Wirkung erstreckt sich bis in den Bauchraum und die Beine.

Der kalte Brustguss

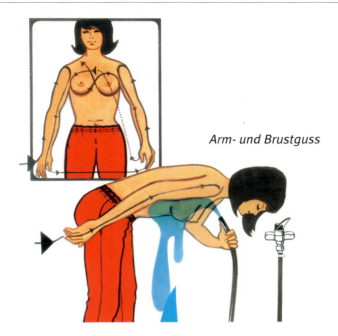

Arm- und Brustguss

Technik
Oberkörper in der Dusche oder der Badewanne gut vorbeugen.

Beginn am rechten Handrücken, Wasserstrahl an der Armaussenseite hochziehen zur Schulter und an der Arminnenseite zurückführen zur Hand. Nun den linken Arm begiessen. Abschliessend die Brust kreis- oder achterförmig begiessen.

Wirkung
Kreislaufanregend, kräftigend und abhärtend, herzberuhigend, vertiefte und ruhige Atmung.

Zu empfehlen bei
– Müdigkeit, Kreislaufschwäche
– niederem Blutdruck

Nach allen kalten Güssen Wasser abstreifen und wiedererwärmen.

Der Wechsel-Brustguss

Brust- oder Oberguss bis zur guten Durchwärmung etwa eine Minute mit warmem Wasser von 36–38 Grad durchführen. Es folgt der kalte Guss. Die warme und die kalte Anwendung einmal wiederholen. Mit kaltem Guss enden.

Zu empfehlen bei
– chronischer Bronchitis, Raucherhusten
– Asthma (nicht im Anfall)

Der kalte Oberguss

Technik
Ein wenig Wendigkeit verlangt der Oberguss. Badetuch als Schutz um die Hüfte binden. Zuerst den Brustguss durchführen, gleich anschliessend den Wasserstrahl über die Schulter zum Rücken führen. Körper gut vorbeugen, damit das Wasser nicht in die Kreuzgegend fliesst. Dabei den Kopf waagrecht halten.

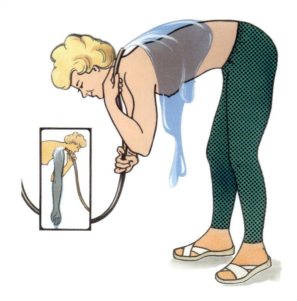

Wirkung
Kreislaufanregend, kräftigend und abhärtend, herzberuhigend, vertiefte und ruhige Atmung.

Zu empfehlen bei
- Kreislaufschwäche
- Müdigkeit, Abgeschlagenheit
- niederem Blutdruck

> Nach allen kalten Güssen Wasser abstreifen und wiedererwärmen.

Der kalte Knieguss

Der Knieguss bewirkt eine aktive Durchblutung der Unterschenkel und regt damit die Organe des Unterleibs an. Er vermehrt die körpereigene Wärme. Regelmässig angewendet verhindert er das Entstehen kalter Füsse und Krampfadern. Er wird auch empfohlen bei Fussbeschwerden wie Senk-, Platt- und Spreizfuss.

Technik
Vom Fuss bis handbreit über das Knie. Wasserstrahl seitlich des Schienbeins und der Kniescheibe führen.

Man beginnt an der rechten kleinen Zehe, führt den Strahl seitlich hoch bis handbreit über das Knie. Dort wird der Schlauch leicht hin- und herbewegt, wodurch die Wade einen glatten Wassermantel erhält. Nun den Fuss leicht nach aussen drehen und den Schlauch zur Innenseite des Oberschenkels führen und hier auch drei- bis viermal hin- und herbewegen und die Wade von dieser Seite begiessen. Über die Beininnenseite abwärts zur grossen Zehe Guss beenden.

Dann folgt in gleicher Weise der linke Fuss. Als Abschluss beide Fusssohlen begiessen.

Wirkung
Tonisiert und kräftigt die Venen, schlaffördernd, ableitend, durchblutungsfördernd, blutdrucksenkend, Stärkung der Beckenorgane und des Nasen-Rachenraums.

Zu empfehlen bei
- Krampfadern, heissen Beinen
- Einschlafstörungen
- Kopfschmerzen, Migräne
- Bluthochdruck

Nicht bei extrem niederem Blutdruck!

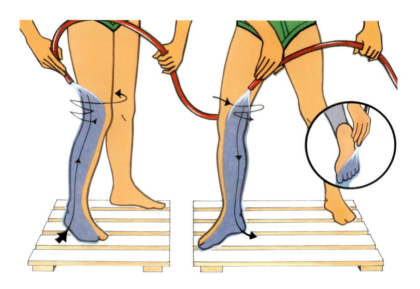

Vorsicht
Keine kalten Güsse an den Beinen bei Nieren-, Blasen- und Unterleibserkrankungen, bei Kreuzschmerz, Ischias, Hexenschuss und Menstruation.

Der kalte Schenkelguss

Die Wirksamkeit ist ausgedehnter als beim Knieguss. Da er die starken Muskelgruppen der Gesässpartie behandelt, ist er auch ein Mittel gegen die Zellulitis.

Der kalte Schenkel-Guss

Technik
Oberkörper bleibt bekleidet. Blase und Nieren nicht übergiessen.

Das rechte Bein leicht nach vorne stellen und den Fuss nach innen drehen. Die Strahlführung beginnt an der rechten kleinen Zehe, führt an der Beinaussenseite hoch bis über das Gesäss. Hier macht man einige Hin- und Herstriche.

Dann den Fuss nach aussen drehen und den Wasserstrahl in die Leistenbeuge führen und 3–4mal hin- und herfahren. Das kalte Wasser darf dabei die Blasengegend nicht überspülen. Nun den Strahl an der Beininnenseite abwärts zur grossen Zehe führen.

In gleicher Weise das linke Bein und abschliessend beide Fusssohlen begiessen.

Wirkung
Stärker als der Knieguss, durchblutungsfördernd, entstauend, tonisierend und kräftigend auf die Venen, blutdrucksenkend und stabilisierend.

Zu empfehlen bei
- Krampfadern, Hämorrhoiden
- Bindegewebsschwäche, Zellulitis
- Blutdruckschwankungen
- leichten arteriellen Durchblutungsstörungen
- Stärkung der Unterleibsorgane

Vorsicht
Keine kalten Güsse an den Beinen bei Blasen-, Nieren- und Unterleibserkrankungen, bei Kreuzschmerzen, Hexenschuss, Ischias und Menstruation.

Nicht bei extrem niederem Blutdruck.

Nach allen kalten Güssen Wasser abstreifen und wiedererwärmen.

Der Wechsel-Schenkelguss

Schenkelguss bis zur guten Durchwärmung etwa eine Minute mit warmem Wasser von 36–38 Grad durchführen. Es folgt der kalte Guss. Die warme und die kalte Anwendung einmal wiederholen. Mit kaltem Guss enden.

Wirkung
Wie der kalte Schenkelguss. Gutes Gefässtraining.

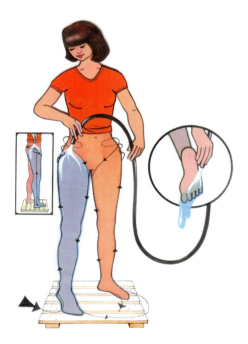

Der Wechsel-Knieguss

Knieguss bis zur guten Durchwärmung etwa eine Minute mit warmem Wasser von 36–38 Grad durchführen. Es folgt der kalte Knieguss. Die warme und die kalte Anwendung einmal wiederholen. Mit kaltem Guss enden.

Wirkung
Wie der kalte Kniguss. Gutes Gefässtraining.

Der kalte Vollguss

Der kalte Vollguss ist etwas für Kreislaufstabile und Gesunde mit gutem Allgemeinbefinden.

Ein langsamer Trainingsaufbau kann mit einer Reihe kleinerer Kneipp-Anwendungen erfolgen, die verteilt über mindestens zwei bis drei Wochen durchgeführt werden.

Technik
Gleichmässig fortlaufende Begiessung des ganzen Körpers. Auskühlung vermeiden.

Reihenfolge
1. Schenkelguss
2. Armguss
3. Körpervorderseite und Rücken begiessen. Schlauch leicht angelegt, von der rechten Schulter auf der Körpervorderseite waagrecht zur linken Schulter führen, so dass ⅔ des Wassers über den Rücken fliessen (siehe Zeichnung).
4. Bauchspirale im Uhrzeigersinn
5. Evtl. Gesichtsguss
6. Fusssohlen

Danach
Wasser abstreifen und für Wiedererwärmung sorgen.

Wirkung
Allgemein stimulierend und durchblutungsfördernd, vegetativ stabilisierend, stärkend auf den gesamten Organismus, kreislauf-, stoffwechsel- und atemanregend.

Zu empfehlen
- bei Stoffwechselstörungen
- als kräftige Abhärtungsübung
- nach der Sauna

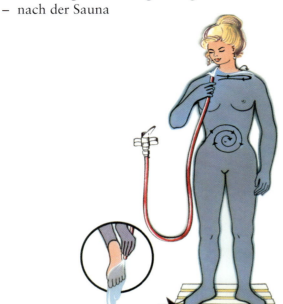

Der kalte Abguss

Technik
Zügig fortlaufende Abgiessung des ganzen Körpers ohne Verstärkung, d.h. ohne wiederholtes Hin- und Herfahren wie beim Schenkel- und Armguss, in der gleichen Reihenfolge wie der Vollguss:

1. Schenkelguss
2. Armguss
3. Über die Schulter Rücken und Vorderseite begiessen
4. Bauchspirale im Uhrzeigersinn
5. Evtl. Gesichtsguss
6. Fusssohlen

Danach abtrocknen.

Wirkung
Erfrischt und tonisiert erschlaffte Gefässe, besonders nach dem warmen Bad.

Zu empfehlen nach einem warmen Bad.

> Nach allen kalten Güssen Wasser abstreifen und wiedererwärmen.

Die heissen Güsse

> Der Überwärmungsguss ist bei Verspannungszuständen angezeigt. Für diese Anwendung braucht es eine Hilfsperson.

Der heisse Nackenguss

Oberkörper über die Badewanne vorbeugen und mit den Händen abstützen. Wasserstrahl beim sechsten Brustwirbel ansetzen, so dass eine Wasserplatte den Nackenbereich gleichmässig bedeckt. Kopf während des Gusses leicht hin- und herbewegen, das unterstützt das Entspannen der Muskulatur.

Temperatur und Dauer
Beginn mit 35 Grad, langsam und gleichmässig steigern, innerhalb von 12–15 Minuten bis zur Erträglichkeitsgrenze von etwa 43 Grad. Es entsteht eine intensive Hautrötung im begossenen Bereich.

Danach
Abtrocknen, evtl. mit Johannisöl einreiben, gut warmhalten. Entspannen und nachdünsten im Bett.

Die heissen Güsse

Wirkung
Muskelentspannend, durchblutungsfördernd, gefässentkrampfend.

Zu empfehlen bei
- Verspannungen, Halskehre, Nackensteife
- Verkrampfungskopfschmerzen, Migräne
- Ohrensausen

Nicht bei Bluthochdruck, Schilddrüsenerkrankungen, grünem und grauem Star.

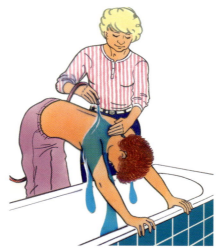

Der heisse Lumbalguss

Sitzend auf einem Hocker in der Badewanne oder Sitzbrett über der Badewanne. Wasserstrahl in Höhe des 12. Brustwirbels ansetzen, so dass eine Wasserplatte den Lumbalbereich gleichmässig bedeckt.

Temperatur und Dauer
Beginn mit 35 Grad. Innerhalb von 12–15 Minuten langsam und gleichmässig bis zur Erträglichkeitsgrenze von etwa 43 Grad steigern.
  Es entsteht eine intensive Hautrötung im begossenen Bereich.

Der heisse Lumbalguss

Danach
Abtrocknen, evtl. mit Johannisöl einreiben, gut warmhalten. Entspannen und nachdünsten im Bett.

Wirkung
Muskelentspannend, durchblutungsfördernd, gefässentkrampfend.

Zu empfehlen bei
– Verspannungen, Schmerzen im Bereich der Lendenwirbelsäule
– Hexenschuss, Rheuma

Nicht bei akuten Entzündungen im Lumbalbereich.

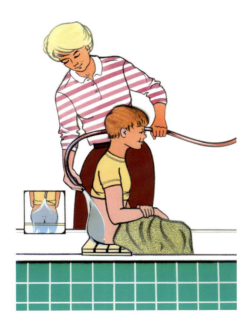

Der Kneippsche Wickel

Der Kneippsche Wickel ist eine bewährte und naturgemässe Heilmethode. Er eignet sich hervorragend zur häuslichen Krankenpflege und auch als Vorbeugemassnahme.

Was ist ein Wickel?

Bei einem Wickel wird mit einem nassen und zwei trockenen Tüchern ein Körperteil umwickelt.

Zu jedem Wickel gehören drei Tücher:

1. *Das Leinentuch* – grobfädig und porös.
   Das nasse Leinentuch kommt direkt auf den warmen Körper. Neues Leinen muss erst eingeweicht und gewaschen werden.

2. *Das Baumwolltuch* ist luftdurchlässig und dient als Zwischenlage, damit die ausgeschiedenen Stoffe nicht ins Wolltuch dringen. Das Baumwolltuch muss das feuchte Tuch beidseitig überragen.

3. *Das Wolltuch* ist eine leichte Wolldecke oder ein Wollflanelltuch und ist etwas schmäler als das Baumwolltuch. Es dient als Abschluss und hält die Wickeltücher warm. So sind das Wolltuch vor Verschmutzung und die auf Wolle empfindliche Haut geschützt.

Wichtig
Beim Wickeln keine luftundurchlässigen Stoffe wie Gummi oder Plastik verwenden. Sie verhindern das Ausdünsten. Zudem stellt sich sehr bald eine unangenehme Abkühlung ein.

Ein Kneippwort zu Wickelnamen und Wirkungen:

> «Wie jeder Wickel seinen eigenen Namen trägt, so hat er auch seine eigene Wirkung. Und wie die Wickel ganz verschieden voneinander sind, so sind auch die Wirkungen verschieden. Doch darin stimmen alle überein, dass sie auflösen, die kranken Stoffe selber aufnehmen, ausleiten und so die Natur verbessern.»

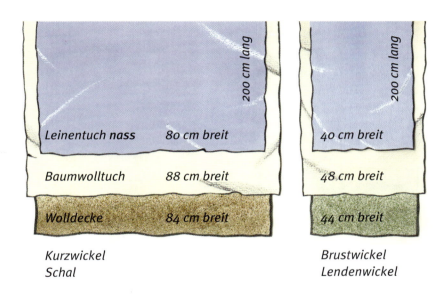

Der kalte Kneippsche Wickel

In der Kneipp-Hydrotherapie wird der kalte Wickel bevorzugt. Verschiedene Befindlichkeitsstörungen werden durch den kalten Wickel günstig beeinflusst, und er entfaltet eine heilungsfördernde Wirkung. Wesentliche Ziele der Wickelbehandlung sind Wärmeentwicklung und Umschaltung des vegetativen Nervensystems von der Leistungs- auf die Entspannungs- und Ruhephase.

Wickelformen	Wickelgrössen		
	Leintuch	Baumwolltuch	Wolltuch
Halswickel	10/60 cm	14/60 cm	12/60 cm
Lendenwickel	40/200–220 cm	48/200–220 cm	44/200–220 cm
Brustwickel	40/200–220 cm	48/200–220 cm	44/200–220 cm
Kurzwickel (Schal)	80/200–220 cm	88/200–220 cm	84/200–220 cm
Wadenwickel	35/80 cm	43/80 cm	39/80 cm
Leinensocken	Waden bedeckt		Wollsocken
Kleinkinder			
Brust-/Lendenwickel	20/130 cm	28/130 cm	24/130 cm
Grössere Kinder	30/160 cm	38/160 cm	34/160 cm

Beim Anlegen des feuchtkalten Wickels entsteht ein kurzer Kältereiz. Dabei zieht sich die Haut zusammen, und die Gefässe werden eng gestellt. Um den Wärmeentzug auszugleichen, produziert der Körper mehr Wärme. Es folgt eine aktive Gefässerweiterung und eine gesteigerte Durchblutung der Haut und der tiefer liegenden Organe. Ebenso wird der gesamte Stoffwechsel stark angeregt. Die Gewebstrophik (Ernährungsversorgung) wird durch die verstärkte Sauerstoffzufuhr verbessert, Stoffwechselschlacken werden vermehrt ausgeleitet.

> *«Kommt das Tuch kalt auf den Leib, so bringt es zuerst Frost, welcher aber bald vorübergeht. Dann entsteht in Bälde eine behagliche Wärme. Sobald nun das nasse Tuch warm wird, findet eine Ausleitung aus dem Körper statt.»*
>
> *Sebastian Kneipp*

Wirkungen und Wirkungsarten

- Ableitend, entzündungshemmend, schmerzlindernd
- Löst Verkrampfungen der segmental zugeordneten Organe
- Harmonisiert gestörte Funktionen
- Blutdruckstabilisierend
- Herz- und kreislaufentlastend
- Anregung des Stoffwechsels und der Ausscheidung
- Durchblutungssteigerung von Haut und tiefer liegenden Organen
- Fiebersenkend bei fieberhaften Allgemeinerkrankungen
- Fördert die Schweissbildung
- Entschlackend bei Fettsucht

Die Dauer eines kalt angelegten Wickels bestimmt seine Wirkung. Je nach seinem Zweck soll der kalte Wickel dem Körper entweder
- Wärme entziehen
- Wärme stauen
- Schweissausbruch herbeiführen

Der wärmeentziehende kalte Wickel

Dieser Wickel hat die Aufgabe, Wärme zu entziehen und wird bei lokalen Entzündungen oder Fieber angewendet. Er wird so kalt wie möglich und nur leicht ausgewrungen angelegt. Er soll örtliche Wärme entziehen und wird abgenommen, wenn er nicht mehr als kühl empfunden wird, d. h. nach etwa 5–30 Minuten. Wenn nötig, kann er mehrmals wiederholt werden.

Zusätze
Retterspitz, Essig, Arnika

Auflage
Quark, Lehm, Aion-A

Wirkung
Entzündungswidrig, schmerzlindernd, kühlend, hitzeausleitend, fiebersenkend.

Zu empfehlen bei
- Fieber
- örtlichen Entzündungen, Halsentzündung, Venenentzündung, Bluterguss, Sehnenscheidenentzündung, Verstauchung, Prellung

Der wärmestauende kalte Wickel

Zum Aufwärmen das Woll- und Baumwolltuch um den Körper des Patienten legen. Das Leinentuch in frisches, kaltes Wasser tauchen und gut auswringen. Den Trockenwickel ablösen, den nassen Wickel anlegen und einwickeln mit Baumwoll- und Wolltuch. Nach einem kurzen Kältereiz nimmt das nasse Leinentuch ohne wesentlichen Wärmeentzug die Körpertemperatur an und staut die Wärme, die der Körper selbst bildet.

Liegedauer
Er bleibt bis zur Erwärmung und Blutstauung im gewickelten Körperteil liegen. Die auftretende Dunstbildung wird nach etwa 1–1½ Stunden unterbrochen, bevor es zum Schweissausbruch kommt. Nach Abnahme des Wickels eine Stunde Bettruhe und Nachdünsten. Anschliessend lauwarme Waschung.

Wirkung
Ableitend, beruhigend, schlaffördernd, schmerzlindernd, erwärmend, stoffwechselanregend, entschlackend, verdauungsfördernd, blutdruckstabilisierend, krampflösend, durchblutungsfördernd, die Tätigkeit der Schweissdrüsen anregend.

Zu empfehlen
- bei allen vegetativ bedingten Beschwerden
- als Unterstützung von Entschlackungs- und Entfettungskuren
- als Abhärtung
- bei nicht infektiösen fieberhaften Erkrankungen

- bei chronisch veränderten und versteiften Gelenken (Arthrose)
- bei Knochenbrüchen

Der schweisstreibende kalte Wickel

Der Patient erhält schweisstreibenden Holunderblüten- oder Lindenblütentee zu trinken. Der schweisstreibende Wickel bildet eine Steigerung des wärmestauenden Wickels und wird gleich angelegt. Dabei wird die Dunstbildung nicht unterbrochen.

Liegedauer und Nachbehandlung
Der Schweissausbruch erfolgt meist nach etwa 1½–2 Stunden. Anschliessend bleibt der Wickel noch 20–30 Minuten liegen. Dann wird er abgenommen und der Körper mit einem Tuch trockengerieben. Nun ist mindestens eine Stunde Bettruhe nötig. Als Abschluss folgt eine lauwarme Waschung. Es wird die Wäsche und, wenn nötig, auch die Bettwäsche gewechselt. Wichtig ist nun ein erholsamer Schlaf.

Wirkung
Schweisstreibend, stoffwechselanregend, entschlackend, entgiftend.

Zu empfehlen bei
- Erkältungs- und Infektionskrankheiten
- trockenen Fieberzuständen
- Stoffwechselkrankheiten, Fettsucht (Kurzwickel verwenden)
- Kreislaufstörungen (Lenden- oder Brustwickel verwenden)
- Selbst- oder Fremdvergiftung (Nahrungsmittel, Medikamente)

Grundregeln beim Anlegen

1. Die Wickel werden nur im Bett liegend angelegt.
2. Der Patient muss sich vor dem Anlegen eines kalten Wickels völlig warm fühlen, sonst vorher mit Wärmeflaschen oder warmem Fussbad für eine gute Erwärmung sorgen.

Grundregeln beim Anlegen

3. Vor dem Wickel Blase und Darm entleeren.
4. Heisse Getränke geben, um die Wirkung des Wickels zu verstärken.
5. Das Fenster ist während der Wickelprozedur geschlossen. Liegt der Patient im Wickel, wird er über die Achseln gut zugedeckt. Das Fenster wird leicht geöffnet.
6. Kalte Wickel so kalt wie möglich anlegen. Heisse Auflagen so heiss wie möglich und verträglich anlegen.
7. Führt ein kalter Wickel nach zehn Minuten nicht zur Erwärmung, muss mit Wärmeflaschen und heissem Tee nachgeholfen werden. Tritt trotzdem keine gute Erwärmung ein, wird der Wickel abgenommen, der Körper trockengerieben und weiter Wärme zugeführt.
8. Dampfkompressen, Heublumensack usw. abnehmen, wenn diese abgekühlt sind.
9. Verhalten des Patienten: Entspannt und ruhig liegen, bewusst atmen, nicht lesen. Arme unter der Decke. Bei grossen Wickeln bleibt der Patient nie unbeaufsichtigt.
10. *Nachbehandlung*
    Körper mit Frottiertuch trockenreiben, mindestens eine Stunde nachdünsten. Abschliessend eine lauwarme (Hauttemperatur) Waschung durchführen.

Behandlung der Wickeltücher
Leinen- und Baumwolltuch nach jedem Gebrauch waschen bei mindestens 80 Grad. Das Wolltuch lüften und sonnen.

Die Wickel-Technik

Einige Grundkenntnisse sind erforderlich. Zur Erlernung der Wickeltherapie bieten die örtlichen Kneippvereine Kurse und der Schweizer Kneippverband spezielle Ferien- und Ausbildungswochen an. Informationen erhalten Sie beim Kneippverein ihrer Region oder vom Schweizer Kneippverband.

Das Anlegen eines Wickels

Wickeltücher einzeln von beiden Seiten her zur Mitte aufrollen. Woll- und Baumwolltuch im Bett ausrollen und Patient damit zum Aufwärmen kurz einwickeln. Das Leinentuch in kaltes Wasser tauchen, gut auswringen und den entsprechenden Körperteil einwickeln. Dabei mit der flachen Hand Wickeltuch unter den Körper schieben und mit der anderen Hand im Gegenzug Wickel straff anziehen. Baumwoll- und Wolltuch nacheinander gleich wickeln. Alle drei Tücher sollen satt und fest anliegen. Bei Körperrundungen (Hüften, Brüste) lässt sich dies durch exaktes Faltenlegen erreichen. Zwischen Körper und Wickeltuch darf möglichst kein Luftraum entstehen. Patient gut zudecken.

> Der Wickel darf bei fachgerechtem Anlegen und richtiger Reaktion nach 10 Minuten nicht mehr als kalt empfunden werden.

Die Anwendungen

Die kalten, nassen Socken (anstelle eines Fusswickels)

Altes, leicht anzuwendendes Hausmittel
Die nassen Socken haben eine ableitende und schlaffördernde Wirkung und sind besonders bei zappeligen Kindern das ideale Beruhigungsmittel. Bei Fieber eignen sie sich bestens als Wiederholungswickel zur Fiebersenkung.

Technik
Die Füsse müssen warm sein, sonst vorher aufwärmen mit warmem Fussbad oder Wärmeflasche. Leinensocken in kaltes Wasser tauchen, auswringen, anziehen und glattstreichen. Nun die Wollstrümpfe darüberziehen und sich gut zudecken.

Bei hohem Fieber temperiertes Wasser verwenden.

Die Anwendungen

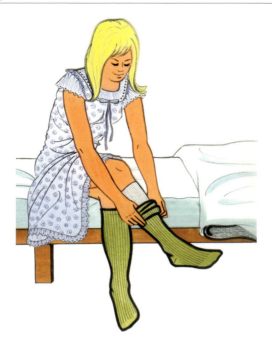

Liegedauer
Als *Einschlafhilfe* müssen sie nach dem Einschlafen nicht ausgezogen werden. Der Schlaf ist hier wichtiger.

Bei Fieber, Krampfadern oder gestauten Beinen und Entzündungen.

Socken ausziehen, wenn sie nicht mehr als angenehm kühl empfunden werden, etwa nach 5–20 Minuten. Bei Fieber und Entzündungen mehrmals wiederholen.

Gut beobachten, zwischendurch aussetzen und erwärmen lassen. Nicht unterkühlen.

Zusätze
Heublumen, Kamille, Zinnkraut, Lehmwasser, Haferstroh, Essigzusatz bei Fieber: 1 Esslöffel auf 1 Liter Wasser.

Wirkung
Entstauend, entzündungshemmend, blutdrucksenkend, beruhigend, herzentlastend, allgemein ableitend, fiebersenkend.

Zu empfehlen bei
– Einschlafstörungen
– Fieber
– akutem Gelenkrheuma, Venen- und Sehnenscheidenentzündung, Bluterguss, Prellung
– Krampfadern, Stauungen in den Beinen, Raucherbein
– Bluthochdruck
– Überhitzung, nervöser Übererregbarkeit

Nicht bei Menstruation, Nieren-Blasenbeschwerden, beginnenden Erkältungskrankheiten und ansteigendem Fieber.

Strickanleitung für ein Paar Kneipp-Wollsocken ohne Ferse

Material 200 g Schafschurwolle, Stricknadelspiel Nr. 6

Anschlag 36 Maschen

Muster 3 Maschen rechts, 3 Maschen links, nach 5 Runden um 1 Masche versetzen. Zuerst 10 Runden im Muster stricken, dann immer 5 Runden. Ergibt etwa 25 Muster.

Abnehmen 4er-Abnehmen für die Fussspitze.

Verwendung
Anziehen über die nassen Leinensocken. Wiedererwärmung nach dem Wassertreten, Tau- und Schneelaufen, Kniguss, Schenkelguss, fröhlichen Kneippbad ...

Die Anwendungen

Der kalte Wadenwickel

Technik
Der Wickel, den sich jeder selbst anlegen kann, reicht von den Fussknöcheln bis zur Kniekehle. Falls keine Wickelgarnitur vorhanden ist, genügen einfache Leinenhandtücher und ein wollenes Deck- oder Frottiertuch. Ein längeres Handtuch wird nur zur Hälfte nass gemacht und die trockene Hälfte als Zwischentuch verwendet. Abschliessend mit dem Wolltuch umwickeln. Tücher straff um den Unterschenkel wickeln und evtl. Falten legen. Gut zudecken und ruhen.

Auflagen mit Quark, Lehm, Kohl

Siehe Beschreibung nasse Socken über:
– *Zusätze, Liegedauer, Wirkung, Empfehlung*

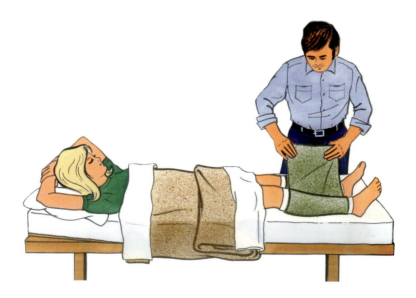

Der kalte Halswickel

Der Halswickel nimmt bei Entzündungen die Hitze und reguliert die Zirkulation in der Schleimhaut von Hals, Kehlkopf und Nase. Er ist bei leichten Rachenkatarrhen angezeigt, weil er ableitend bei Stauungen im Kopfbereich und beruhigend und kräftigend auf den Kehlkopf wirkt. Bei schweren Halserkrankungen ist unbedingt auf den Rat des Arztes zu hören.

Technik
Diesen Wickel kann man sich auch gut selbst anlegen.
Wie bei allen Wickeln verwenden wir ein nasses Leinentuch, ein trockenes Baumwolltuch und ein Wolltuch. Der Wickel ist handbreit und die Länge soll ausreichen, den Hals zweimal zu umwickeln. Nasses Leinentuch falten und auflegen. Es reicht vorne am Hals von Ohr zu Ohr.
Baumwoll- und Wolltuch faltenlos und fest, aber nicht einengend um den Hals wickeln, so dass möglichst keine kalte Luft an das nasse Tuch gelangt.
Auflage

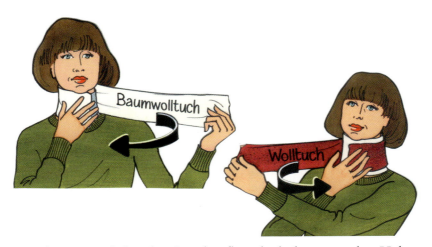

Die Lehm-, Zwiebel- oder Quarkauflage bedeckt vorne den Hals von Ohr zu Ohr.
Liegedauer

Bei einer akuten Halsentzündung:
wird der Wickel nach etwa 10–15 Minuten abgenommen, wenn er nicht mehr als angenehm kühl empfunden wird. Er kann mehrmals wiederholt werden, evtl. als Serienwickel.

Bei einer chronischen Halsentzündung:
wird der kalte Halswickel über mehrere Wochen als wärmestauender Wickel abends angelegt und bleibt über Nacht liegen.

Wirkung
Wärmeentziehend, entzündungshemmend, durchblutungsfördernd, schleimhautberuhigend im Hals- und Rachenbereich.

Zu empfehlen bei
– akuter Hals- und Mandelentzündung
– akuter Kehlkopfentzündung
– Angina
– leichter Schilddrüsenüberfunktion

Der heisse Halswickel

Zu empfehlen bei
– Angina mit Eiteransammlung zur Ausreifung
– Heiserkeit

Der kalte Brustwickel

Der kalte Brustwickel ist eine heilungsfördernde Massnahme bei fieberhaften Erkrankungen der Atmungsorgane, der Bronchien, der Lunge und des Rippenfells. Er fördert die Schleimabsonderung, wirkt schmerzlindernd und kräftigend auf das Lungengewebe. Bei Herzkranken oder bei Beklemmungsgefühlen kann anstelle des Brustwickels auch der Lendenwickel angewendet werden.

Technik

Der kalte Brustwickel

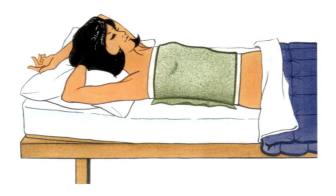

Der Brustwickel reicht von den Achselhöhlen bis unter die Rippenbogen. Die Wickeltücher bei mittlerer Atemstellung, nicht nach tiefer Ein- oder Ausatmung, satt um die Brust wickeln. Darauf achten, dass sich in den Achselhöhlen keine Falten bilden. Die Arme sind frei und kommen bequem neben den Wickel zu liegen. Gut zudecken, ruhen und die Wirkung des Wickels geniessen.

Liegedauer
Der Brustwickel bleibt 1–1½ Stunden auf dem Körper. Nach dem Abnehmen eine Stunde nachdünsten und ruhen. Erst dann eine lauwarme Oberkörperwaschung vornehmen.

Wirkung
Schleimlösend, Absonderung fördernd, bronchienentkrampfend.

Zu empfehlen bei
- fieberhaften Erkrankungen der Atmungsorgane, Bronchien, Rippenfell, Lungen
- Masern, Scharlach

Der kalte Lendenwickel

Der Lendenwickel wirkt vorzüglich auf die Verdauungsorgane. Er aktiviert die Ausscheidungsvorgänge, beruhigt Blähungen und unterstützt nach einer zu üppigen Mahlzeit die Verdauungsfunktionen. Ferner hat er eine ableitende Wirkung auf die Brustorgane. Frauen in den Wechseljahren werden die erleichternde und entspannende Wirkung des Wickels schätzen.

Technik
Er reicht vom unteren Rippenbogen bis zu den Oberschenkeln. Tücher satt um den Leib wickeln, damit von oben und unten keine Luft zutreten kann. Eventuell eine Falte legen. Mit einiger Übung kann man ihn sich selbst umlegen. Gut zudecken, ruhen und die Wirkung des Wickels geniessen.

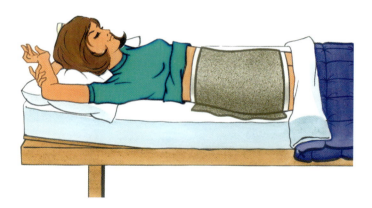

Liegedauer
Etwa 1–1½ Stunden. Der kalte Lendenwickel wird meist als wärmestauender Wickel angewendet. Nach dem Abnehmen mindestens eine Stunde nachdünsten. Abschliessen mit einer lauwarmen Waschung.

Wirkung
Beruhigend, entspannend, schlaffördernd, blutdruckstabilisierend, entschlackend.

Zu empfehlen bei
- vegetativ bedingten Beschwerden
- chronischer Verstopfung
- Bluthochdruck, Blutandrang zum Kopf
- Wechseljahrbeschwerden, Wallungen
- Altersdiabetes
- Präventivanwendung zur Gesundheitserhaltung
- Fastenkuren

Der kalte Brust-, Lenden- oder Kurzwickel darf bei fachgerechtem Anlegen und richtiger Reaktion nach 10 Minuten nicht mehr als kalt empfunden werden.

Der kalte Kurzwickel

Der kalte Kurzwickel ist eine grosse Anwendung für Geübte.

Technik
Der Kurzwickel ist eine Kombination von Brust- und Lendenwickel und reicht von den Achselhöhlen bis Mitte Oberschenkel.
Die Beine liegen nebeneinander. Zwischen die Schenkel ein kleines Baumwolltuch schieben, dies verschafft ein angenehmeres Gefühl beim Schwitzen. Die Knie werden mit einer Rolle, einem gerollten, kleinen Kissen oder Frottiertuch leicht gestützt.

Zu empfehlen bei
- vielen Stoffwechselstörungen als schweisstreibende Wickel: Fettsucht, Übergewicht, Gicht, Diabetes, Fettstoffwechsel
- Blutdruckschwankungen
- vorbeugend für viele Krankheiten, Infektionskrankheiten

Wirkung
Stoffwechselanregend, durchblutungsfördernd, nervenstärkend, blutdruckstabilisierend, Rückenmuskulatur stärkend, entkrampfend, verdauungsfördernd.

Die Anwendungen

Bild 1 und 2
Der Körper des Patienten muss gut warm sein. Er liegt bereits auf den beiden trockenen Tüchern, wenn ihm das nasse Tuch angelegt wird. Das nasse Tuch wird über dem Körper straff gezogen, auf der Seite eingeschoben, eventuell eine Falte legen.

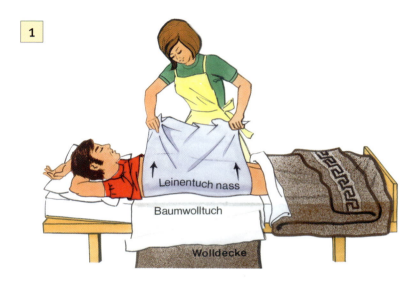

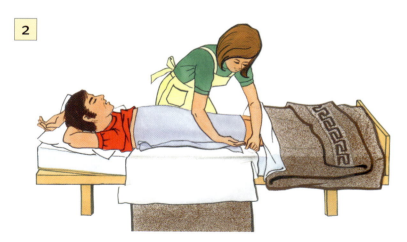

Der kalte Kurzwickel

Bild 3
Mit Baumwoll- und Wolltuch gut wickeln. Dieser Wickel muss besonders bei den Achselhöhlen und bei den Oberschenkeln gut anliegen. Das Baumwolltuch muss an beiden Enden das Wolltuch überragen. Unter den Armen das Baumwolltuch nach aussen über das Wolltuch umschlagen.

Bild 4
Pyjamajacke oder Baumwollpullover über den Wickel anziehen. Der Patient legt seine Arme bequem neben den Körper.

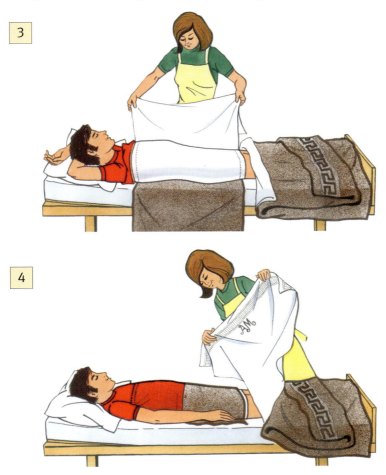

Die Anwendungen

Bild 5
Er wird mit dem Duvet oder Leintuch, Wolldecke und Duvet gut zugedeckt. Duvet oder Wolldecke ringsum unter den Körper schieben.

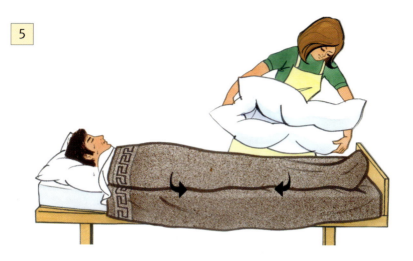

Liegedauer und Nachbehandlung
Als wärmestauender Wickel 90 Minuten. Als schweisstreibender Wickel bis zu 2 Stunden. Nach dem Abnehmen eine Stunde nachdünsten und ruhen. Abschliessen mit einer lauwarmen Waschung.

> *«Er wirkt auf den ganzen Körper, steigert die Naturwärme und zieht anderseits zu grosse Hitze aus, je nachdem seine Anwendung längere oder kürzere Zeit dauert. – Würden gesunde Leute alle acht, auch nur vierzehn Tage einen Kurzwickel nehmen, so könnten sie einer grossen Anzahl Krankheiten vorbeugen.»*
>
> *Sebastian Kneipp*

Auflagen und Kompressen

In der Kneipp-Hydrotherapie werden verschiedene Arten von Auflagen benützt, die vor allem eine gezielte örtliche Wirkung haben.

Die kalte Auflage

Sie ist vielseitig und einfach anzuwenden. Ein 8-fach zusammengelegtes Leinentuch wird in kaltes Wasser getaucht, gut ausgewrungen und direkt auf die zu behandelnden Körperstellen gelegt. Die kalte Auflage soll diese etwas überragen. Mit dem Baumwoll- und Wolltuch wird sie gut eingewickelt. Sie wird abgenommen, sobald sie nicht mehr als angenehm kühl empfunden wird und wenn nötig mehrmals erneuert. Zwischendurch erwärmen lassen. Nicht zu oft wiederholen. Gefahr der Unterkühlung.

Zusätze
Arnikatinktur, erkalteter Kräuterabsud, Essigsaure Tonerde

Auflagen
Lehm, Quark, Kohl, Wallwurz, Zwiebel

Die kalte Auflage hat vor allem eine wärmeentziehende Wirkung.
   Durch wiederholten örtlichen Wärmeentzug wird die Blutzirkulation kurzfristig gedrosselt und das Schmerzempfinden gedämpft.

Wirkung
Abschwellend, entzündungshemmend, schmerzlindernd, entstauend

Die kalte Auflage

Zu empfehlen bei
- Prellung, Verrenkung, Verstauchung, Bluterguss, Quetschung
- nässenden und trockenen Ekzemen
- nervösen Herzbeschwerden als Herz- oder Stirnkompresse

Nicht bei Angina pectoris.

Kühle Auflage mit Arnika

Für die äusserliche Anwendung wird Arnika-Tinktur mit kaltem Wasser stark verdünnt.

Technik
Leinensocken oder Leinentuch in kaltes Wasser mit Arnikazusatz (1 Esslöffel auf ¼ Liter Wasser) tauchen und auswringen. Kompresse auf die zu behandelnde Stelle auflegen, mit Baumwoll- und Wolltuch einwickeln (Herzkompresse nicht einwickeln).

Andere Zusätze
Essigsaure Tonerde gemäss Anleitung

Liegedauer
bis zum Warmwerden; evtl. mehrmals wiederholen.

Zu empfehlen bei
- Krampfadern
- Entzündungen, Quetschung, Prellung, Bluterguss, Schwellung, Verstauchung
- nervösem Herzjagen

Die kalte Quarkauflage

Die kalte Quarkauflage entzieht Wärme und eignet sich für kleinere Flächen. Die Heilwirkung wird von der im Quark enthaltenen Butter und Milchsäure günstig beeinflusst.

Die kalte Quarkauflage

«*Ich kenne kein Mittel, welches Hitze mehr an- und auszuziehen imstande ist. Die stärksten Hitzen habe ich so dämmen und ganz auslöschen sehen, wenn man täglich zwei- bis viermal, je nach Grad der Hitze, so ein Pflaster auflegt. Es ist fast unglaublich, wie rasch der aufgelegte Quark die Hitze erfasst, den Schmerz nimmt und seine Lage auffallend erleichtert.*»

Sebastian Kneipp

Technik
Mager- oder Speisequark (ohne Bindemittel) aus dem Kühlschrank fingerdick auf feuchte Gaze oder auf feuchtes Haushaltpapier auftragen, Päckchen machen und die nur einfach bedeckte Quarkseite auf die zu behandelnde Stelle auflegen. Mit Baumwoll- und Wolltuch wickeln.

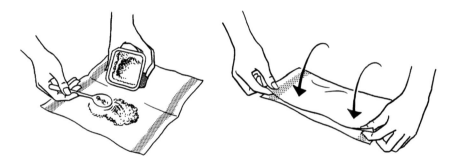

Liegedauer
Soll Wärmeentzug erfolgen, muss die Auflage entfernt werden, bevor sie sich erwärmt oder nicht mehr als kühl empfunden wird. Quarkauflage wiederholen. Ansonsten bleibt die Quarkauflage bis zum Trockenwerden (z. B. Bronchitis) liegen, etwa 30–60 Minuten.

Wirkung
Hitzeausleitend, brandstillend, entzündungshemmend, abschwellend, gewebsberuhigend, hautpflegend, Giftstoffe ausleitend.

Zu empfehlen bei
- akuten Entzündungen der Venen, Gelenke, Krampfadern
- gestauten geschwollenen Beinen

- Gerstenkörnern, entzündeten Augen, Bindehautentzündung
- Akne, Hauterkrankungen, Gürtelrose
- stumpfen Prellungen, Verstauchungen
- Sonnenbrand, Verbrennungen
- heissen Brüsten oder entzündeten Brustwarzen beim Stillen
- Hämorrhoiden

Die kalte Lehmauflage

> «Ich fand, dass manche Körperschäden und viele Übel durch kein anderes Mittel so schnell und mit solcher Leichtigkeit geheilt werden können als gerade mit Lehm.»
>
> Sebastian Kneipp

Die Lehmauflage wird der zu behandelnden Körperstelle angepasst. Es werden kleinere Körperstellen oder einzelne Gliedmassen in Lehm verpackt. Der Lehm bleibt ziemlich lange kühl und wirkt dadurch sehr wärmeentziehend, was man bei Entzündungsprozessen ausnützt. Er entfaltet bei der Trocknung eine starke Saugwirkung und wirkt ausleitend. Er besitzt die Fähigkeit, Ausscheidungsstoffe und Krankheitserreger zu binden und wirkt daher reinigend und heilend.

> Der gleiche Lehm darf nur ein Mal verwendet werden. Steriler Lehm kann auch auf offene Wunden und Verbrennungsherde gelegt werden.

Technik
Fertige Lehm- oder Heilerde aus der Tube verwenden. Heilerde- oder Lehmpulver mit Wasser, evtl. wenig Essig und ein paar Tropfen Johannisöl mit Holzspatel oder Teigschaber (kein Metall) zu einem dicken Brei anrühren. Fingerdick auf feuchtes Haushaltpapier oder Gaze auftragen, Päckchen machen und die nur einfach bedeckte Lehmseite auf die zu behandelnde Stelle auflegen. Mit Baumwoll- und Wolltuch gut einwickeln. Die Lehmauflage kann mehrfach wiederholt werden.

Liegedauer und Nachbehandlung
Je nach Hitze und Entzündungsgrad etwa eine halbe bis drei Stunden, bis zum Antrocknen des Lehms. Stelle mit warmem Wasser abwaschen, mit Johannisöl nachbehandeln, da die Lehmauflage stark entfettet.

Wirkung
Hitzeausleitend, brandstillend, Giftstoffe ausleitend.

Zu empfehlen bei
– örtlichen entzündlichen Prozessen
– Mandelentzündung, Bronchialkatarrh evtl. mit Fieber
– Schwellung, Quetschung, Verstauchung, Sportzerrung, Tennisarm
– Sehnenscheiden-, Venen-, Schleimbeutel- und Lymphgefässentzündung
– frische Verbrennungen leichteren Grades, Insektenstichen
– Hautkrankheiten wie Akne, Ekzeme
– Schuppenflechte (Lehmbrei mit Meerwasser zubereiten)
– leichter Schilddrüsenüberfunktion

Gereinigte Heilerde für den innerlichen Gebrauch

– Bei Magenbeschwerden, Magenübersäuerung, Gasbildung, Durchfall.

1 Esslöffel gereinigte Heilerde mit etwas Wasser anrühren und einnehmen.

Die kalte Auflage

Die Kohlauflage

Der Kohl wirkt desinfizierend und besitzt zudem die Fähigkeit, Giftstoffe über die Haut auszuleiten. Die Flüssigkeitsabsonderung wird angeregt und gleichzeitig wird diese Flüssigkeit entzogen. Mit seiner grossen Zugkraft kann der Kohl auch über die gesunde Haut die Sekretion von tieferliegenden erkrankten Geweben anregen.

Technik
Die äusseren grünen Blätter des Kohlkopfes (Wirsing, Wirz) sind wirksamer. Die Blattrippen der gereinigten Kohlblätter wegschneiden und jedes Kohlblatt einzeln mit einer Flasche flach walzen. Dabei werden die feinen Pflanzenadern verletzt, und der wirksame Kohlsaft kann austreten. Die Kohlblätter dachziegelartig auf die Körperstelle auflegen und mit Baumwoll- und Wolltuch einwickeln.

Dauer und Wirkung
1–2 Stunden oder auch länger. Desinfizierend und entgiftend.

Zu empfehlen bei
- Entzündungen, Geschwüren, Akne, Ekzem, Krampfadern, Frostbeulen
- Bronchitis
- Rheuma, Gicht, Schleimbeutelentzündung
- Gesichtsneuralgien

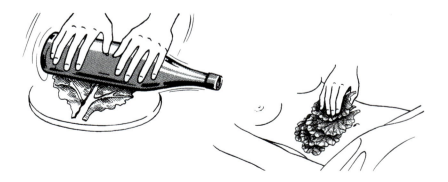

Die Zwiebelauflage

Die Zwiebel hat eine reinigende und schmerzstillende Wirkung und ist bei plötzlich auftretenden Ohrenschmerzen ein wirkungsvolles Sofortmittel. Bei Husten als Brustauflage löst die Zwiebel zähen Schleim und bei Schnupfen verhilft die angeschnittene Zwiebel neben dem Bett zu einer freien Nase.

Technik
Zwiebel in Scheiben schneiden oder grob hacken. Wer sie nicht kalt erträgt, erwärmt sie im umgekehrten Pfannendeckel über kochendem Wasser oder mit etwas Öl in der Pfanne. In Gaze oder dünnes Tuch einpacken, auflegen und mit Baumwoll- und Wolltuch wickeln. Bei der Ohrauflage Stirnband oder Mütze darüber anziehen.

Dauer und Wirkung
1–2 Stunden oder auch länger. Auswurffördernd, entzündungswidrig, antiseptisch, desinfizierend, schmerzstillend.

Zu empfehlen bei
– Ohrenschmerzen
– Kopfschmerzen (Nackenauflage)
– Erkältung, Halsentzündung (Auflage vorne am Hals von Ohr zu Ohr), Schnupfen
– Husten, Bronchitis
– Insektenstich

Die heisse Auflage

> In der Kneipp-Hydrotherapie wird anstelle des warmen und heissen Wickels, der sich schnell abkühlt und daher oft erneuert werden muss, die heisse Auflage bevorzugt.

Dampfkompresse, Heublumensack, Kartoffelsack, Lehm und andere Wärmeträger gehören zu den heissen Auflagen.

Die heisse Auflage ist überall dort angezeigt, wo bei zu geringer Naturwärme eine Funktionsstörung der Organe vorliegt: Verspannungen, Krämpfe, Koliken, ungenügende Durchblutung der Verdauungsorgane, Drüsenschwäche, chronische Katarrhe, Ischias, Hexenschuss, Muskelschmerzen, chronisches Rheuma, Gicht.

Technik
Sie wird so heiss wie verträglich aufgelegt. Liegedauer bis zur Abkühlung.

Auflagen
Heublumen, Kartoffeln, Lehm (heiss anrühren), Dampfkompresse mit Kräuterabsud oder Zitronensaftzusatz.

Wirkung
Krampflösend, beruhigend, schmerzlindernd, reinigend, durchblutungs- und heilungsfördernd.

Zu empfehlen bei
- Verspannungen, Krämpfen, Koliken im Magen-Darm-Bereich
- chronischen Beschwerden des Leber-Gallen-Systems
- chronischen Nieren- und Blasenerkrankungen
- Entzündungen der weiblichen Unterleibsorgane
- chronischem Rheuma, Gicht, Ischias, Hexenschuss, Muskelschmerzen
- chronischen Katarrhen und fieberloser Bronchitis

Nicht bei unklaren Bauchbeschwerden.

Die kleine heisse Auflage

Bei örtlichen, äusserlichen Entzündungen wie Furunkeln, Abszessen, Pusteln, Nagelbettentzündung wird gerne eine erweichende und auflösende Packung verwendet. Sie beschleunigt den Reifungsprozess und wirkt heilungsfördernd und reinigend.

Auflage
Bockshornkleepulver, Leinsamenbrei, Eibisch, Käslikraut, Sanikel oder andere Heilkräuter.

Technik
Bockshornmehl oder geschrotete Leinsamen mit Wasser zum Kochen bringen und den heissen, zähflüssigen Brei auf Gaze streichen, Päckchen machen.
 Oder Kräuter mit wenig Wasser aufkochen, zugedeckt ziehen lassen. Kräuter auf Gaze geben und Päckchen machen.
 Päckchen auf die zu behandelnde Körperstelle legen und mit Baumwoll- und Wolltuch einpacken. Auflage nach dem Erkalten erneuern.

Zu empfehlen bei
– äusserlichen örtlichen Entzündungen wie Abszessen, Furunkeln
– chronischem nicht fieberhaftem Stirnhöhlen- und Kieferkatarrh

Die heisse Lehmauflage

Technik und Nachbehandlung siehe kalte Lehmauflage S. 118. Heilerde- oder Lehmpulver heiss anrühren oder Fertig-Lehm in der Tube im Wasserbad erwärmen.

Liegedauer bis zur Abkühlung.

Zu empfehlen bei
– Heiserkeit
– chronischer fieberloser Bronchitis
– chronischem Rheuma, Arthrose
– Abszessen, Furunkel

Die Dampfkompresse

Sie ist immer zur Hand, wenn es gilt, rasch zu handeln.

Materialien für die Dampfkompresse
Ein 8-fach zusammengelegtes Leinentuch, genügend gross, es muss die zu behandelnde Körperstelle überdecken. Ein Flanelltuch mit guter Durchlässigkeit, Baumwoll- und Wolltuch, Handtuch zum Auswringen und eine Bettflasche.

Technik
In einer Schüssel das auseinandergefaltete Frotté- oder Handtuch zum Auswringen und darauf das zusammengelegte Leinentuch bereitstellen. Kochendes Wasser darübergiessen. Mit dem Handtuch die Kompresse einrollen und gut auswringen. Je besser die Auflage ausgewrungen ist, umso länger bleibt sie warm. Die heisse Kompresse wird nun eingepackt

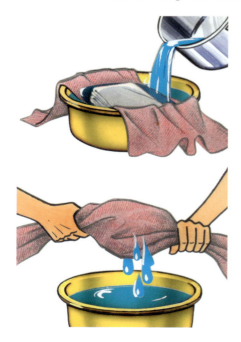

Die Dampfkompresse

in das Flanelltuch, welches auf der heissen Bettflasche vorerwärmt wurde. Die einfache Lage kommt auf den Körper zu liegen. Mit Baumwoll- und Wolltuch gut einwickeln und heisse Bettflasche darüberlegen.

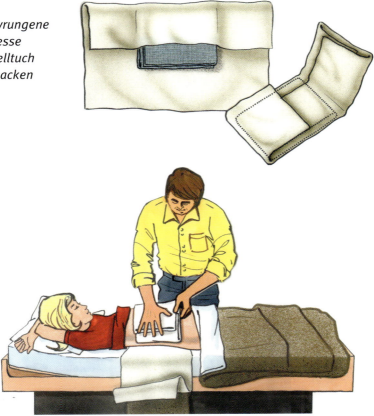

ausgewrungene Kompresse in Flanelltuch so einpacken

Liegedauer
Etwa eine halbe Stunde, bis zur Abkühlung.

Zu empfehlen
als rascher und milder Ersatz für den heissen Heublumensack (siehe dort).

Der heisse Kartoffelsack

Guter Wärmespender und Ersatz für den Heublumensack – auch für Heuschnupfen-Allergiker.

Technik
In der Schale gekochte Kartoffeln werden in Haushaltpapier eingeschlagen, in den leicht angefeuchteten Leinensack gegeben und darin zerdrückt und gleichmässig verteilt. Je nach Grösse der Auflage braucht man 1–2 Kilo Kartoffeln. Der Sack soll dicht gefüllt, aber doch flach sein. Den heissen Kartoffelsack vorsichtig auflegen und mit Baumwoll- und Wolltuch erst einpacken, wenn keine Verbrennungsgefahr mehr besteht.

Liegedauer und zu empfehlen wie der heisse Heusack.

Der Heublumensack

Der Heublumensack ist in der Lage, Schmerzen zu lindern und wird deshalb als «das Morphium der natürlichen Heilmethode» bezeichnet.

Er gehört zu den häufigsten Anwendungen der Wasserheilkunde und ist wegen seiner meist unmittelbaren Wirkung sehr beliebt. Der Heublumensack kann fast an allen Körperstellen angelegt werden.

Wir benötigen
einen *Fertig-Heublumensack* aus der Apotheke oder Drogerie oder einen Leinensack aus gewaschenem und grobem Kneippleinen in passender Grösse ohne Metallverschluss (wird zu heiss). Er soll die zu behandelnde Körperstelle etwas überragen.

Technik
Fertig-Heublumensack verwenden oder den Leinensack zu $2/3$ mit Heublumen füllen, leicht anfeuchten und im Kochtopf 20 Minuten dämpfen:

Der Heublumensack

Heublumensack zu ²⁄₃ füllen

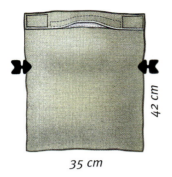

35 cm · 42 cm

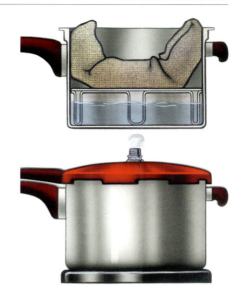

20–30 Min. dämpfen; 1x wenden

– Einige Holzklötzchen oder Steine in die Pfanne legen, Rost draufgeben und Wasser einfüllen bis 3 cm unter den Rost. Sobald das Wasser heiss ist, angefeuchteten Heublumensack locker einlegen. Nicht schon beim Aufheizen, die Pflanzen würden dabei zu stark ausgelaugt.

– Nun den Deckel schliessen. Keinesfalls Ventil aufsetzen! Etwa 20 Minuten durchdämpfen lassen, dabei den Heublumensack einmal wenden. Für die regelmässige Dampfentwicklung muss das Wasser immer leicht kochen.

– Mit einer Gabel oder einem Isolierhandschuh den sehr heissen Sack herausnehmen, aufschütteln und Inhalt gleichmässig verteilen. Wärme mit dem Handrücken prüfen und vorsichtig auflegen.
   Vorsicht vor Verbrennung!

Die heisse Auflage

- Mit Zudecken abwarten. Erst sich davon überzeugen, dass der heisse Heublumensack wirklich vertragen wird und eine Verbrennung unmöglich ist.

- Mit Baumwoll- und Wolltuch den Heublumensack fest einpacken. Beide Tücher sollen die Packung allseitig gut überdecken und luftdicht abschliessen.

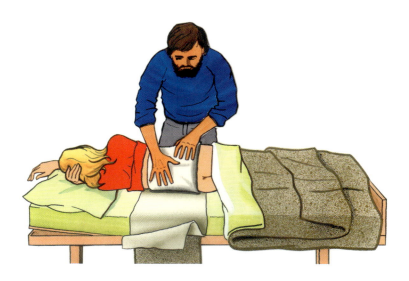

Liegedauer und Nachbehandlung
45–90 Minuten, bei schwächlichen Personen nur ¾ Stunde. Abnehmen, wenn der Heublumensack nicht mehr warm ist. Anschliessend eine Stunde Bettruhe, nachdünsten. Als Abschluss eine lauwarme Abwaschung.

Wichtig:
Gebrauchte Heublumen wegwerfen. Leinensack mit Kochwäsche waschen.

Befestigen des Heublumensackes im Nacken

Einen heissen Heublumensack schulterbreit bis zu den Armgelenken auflegen. Eine lange Unterhose oder Pyjamahose darüberschlagen und Beinlinge vorn kreuzen. Zwischen Heublumensack und Pyjamahose schützende Lage aus Baumwolle einschieben. Mit Wolltuch einpacken, gut zudecken und im Bett auf die wohltuende Wirkung warten.

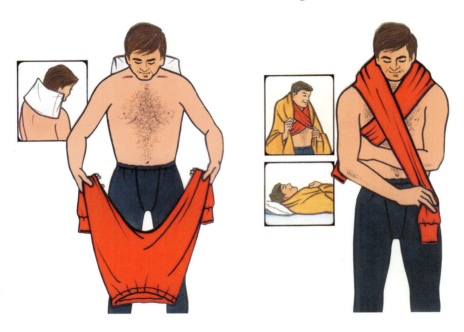

Wirkungen des Heublumensackes
Krampflösend, entspannend, beruhigend, durchblutungsfördernd, stoffwechselanregend, reflektorische Tiefenwirkung, schmerzlindernd.

Zu empfehlen bei
- Ischias, Hexenschuss, Nackensteife, Versteifungen
- Durchzugserkältungen, Schreibmaschinenschulter
- chronischen Verspannungen, Rheuma, Arthrose
- Verschleiss-Erscheinungen an Gelenken und Wirbelsäule

- Krämpfen, Koliken im Magen-Darm-Bereich, Leber-Gallen-System, Nieren, Blase
- Entzündungen der weiblichen Unterleibsorgane
- Erkältungskrankheiten, Bronchitis, Keuchhusten
- Magen-Darm-Katarrh

Nicht
- bei Herz- und Kreislaufschwäche und Heuschnupfen
- bei unklaren Bauchbeschwerden

Die Heublumen

Die Heublumen sind eine der bekanntesten Heilpflanzen der Kneipp-Heilweise. Obwohl auch früher schon gern verwendet, wurden sie durch Kneipp volkstümlich.

Der Name Heu«blumen» ist reichlich übertrieben. Es handelt sich um die Blüten und die noch unreifen Früchte der verschiedenen Gräser. Aber «Blumen» im eigentlichen Sinne sind das doch nicht! Wenn man ihnen diesen Namen gab, so wollte man damit andeuten, dass sie in ihrer Heilkraft hinter mancher stattlichen Blumenpflanze nicht zurückstehen. Der schöne Heugeruch entsteht bekanntlich erst bei längerem Lagern, also erst dann, wenn das Gras trocken und somit Heu wurde. Aber nicht alle Gräser in diesem Heu entwickeln den Geruch. Es ist in der Hauptsache ein Gras, das aus diesem Grunde den Namen Ruchgras (Anthoxanthum odoratum) führt. Der wohlriechende Stoff ist das Kumarin.

An der Wirkung der Heublumen sind das Kumarin und auch Schleimstoffe nicht unwesentlich beteiligt. Das Kumarin dringt durch die Haut in den Körper ein und wirkt dort anregend auf das Bindegewebe und auf die Nerven. Die Schleimstoffe andererseits schützen die Haut vor einem Verbrennen durch die intensive Wärme des Heusacks.

(Aus «Das Neue Grosse Kneipp-Buch»)

Auflagenzusätze und Kräuterabkochung

Auflagenzusätze	zu empfehlen als/bei
Aion-A	Siehe Lehmauflage
Arnika-Tinktur	Tropfenzugabe: Krampfadern, Herzfunktion, Quetschung, Bluterguss, Wunden, Verstauchung – kalte Auflage
Ätherische Öle	Warme Auflage oder Einreibung. Verdünnen mit Olivenöl. Thymian oder Eukalyptus: Erkältung, Bronchitis Kümmel: Blähungen, Koliken bei Kleinkindern
Bockshornklee heiss	Örtlicher Entzündung zum Reifen und Aufweichen, Umlauf, Neuralgien, Lymphdrüsenschwellung, Rippenfellentzündung, Brustdrüsenentzündung
Heublumensack heiss	Seite 126
Johannisöl	Warme Auflage oder Einreibung bei Neuralgien, Arthrose, Nerven-, Magen- und Rheumaschmerzen, Entzündung, Schürfung, Blähung
Kartoffelsack heiss	Wärmespender, Ersatz für Heublumensack, Seite 126
Kohl, Quark, Lehm	Siehe kalte und heisse Auflagen
Kräuterauflage heiss	Käslikraut, Sanikel, Eibisch: Reifen und Aufweichen örtlicher Entzündungen, Nagelbettentzündung
Leinsamen heiss	Siehe kleine heisse Auflage, Seite 123, Stirn- und Kieferhöhlenkatarrh und -vereiterung
Senfmehlbrei heiss	Vorsicht! Sehr starke Wirkung. Senfmehlauflagen sollen nur geübte Personen anwenden. Lungenentzündung, Brustfellentzündung
Wallwurz geraffelt oder -Gel aus der Tube	(Beinwell) Akuter Erkrankung oder Verletzung, Quetschung, Zerrung, Entzündung, Knochenerkrankung usw.
Wallwurz heiss	Brei gekocht: Chronischer Erkrankung, Arthrose, Rheuma, Gicht
Zwiebel roh	Husten, Erkältung, Bronchitis, Ohrenweh, Halsweh, Kopfschmerzen usw.
Zitronensaft	Heisse Auflage bei Erkältungen (Saft einer Zitrone verdünnt mit Wasser)

Auflagenzusätze und Kräuterabkochung

Kräuterabkochung	für warme oder heisse Waschung, als Auflage oder Badezusatz
	zu empfehlen als/bei
Augentrost	Lauwarme Auflage: Augen-, Bindehautentzündung, Gerstenkorn
Eisenkraut	Hautleiden, trockenen Ekzemen
Fenchel	Lauwarme Auflage: Augen-, Bindehautentzündung, Gerstenkorn
Gänseblümchen	Hautkrankheiten, Ekzemen, Entzündungen
Kamille	Entzündungen, Krämpfen
Lavendel	Beruhigung
Melisse	Beruhigung Magenbereich
Ringelblume	Wunden, Schürfung, Quetschung
Schafgarbe	Krämpfen, Koliken, Entzündungen
Stiefmütterchen	Hautleiden, Ekzemen, Kinderbad bei Milchschorf
Storchenschnabel	Hautleiden, Ekzemen, Kinderbad bei Milchschorf
Zinnkraut	Hautleiden, Ekzemen, Wunden

Die heisse Rolle

Die heisse Rolle ist eine praktische Form von lokaler Wärmeanwendung mit gleichzeitiger Massagewirkung. Im Hausgebrauch ist sie zur Selbstbehandlung mit wenig Arbeitsaufwand bei lokalen Verspannungen sehr geeignet.

Material
1 Baumwolltuch, 3 Frottiertücher, 1 Liter heisses Wasser.

Zubereitung
Zuerst die Tücher der Länge nach 1x zusammenlegen. Dann das Baumwolltuch rollen. Es dient als Wärmekern. Nun ein Frottiertuch, eines nach dem anderen ganz straff darüberrollen, so dass ein Trichter entsteht. Jetzt das heisse Wasser in den Trichter giessen. Wenn die Rolle gut gewickelt ist, tropft kein Wasser aus dem Trichter (siehe Zeichnung).

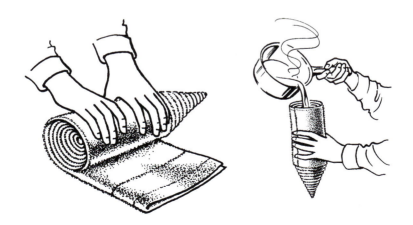

Die heisse Rolle

Anwendung
Die zu behandelnde Stelle vorsichtig mit der Rolle massieren. Ist das Tuch nicht mehr warm, rollen wir es langsam zu einer kleinen Gegenrolle. So können wir ganz individuell Wärme anbringen. Die behandelte Stelle darf eine intensive Rötung aufweisen.

Als Abschluss Rheuma- oder Bronchialsalbe von Hand einmassieren und gut warmhalten.

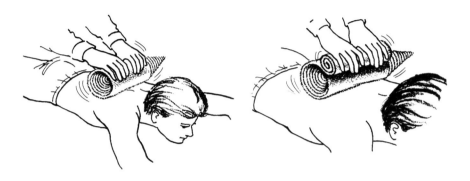

Wirkung
Muskelentspannend, krampflösend, durchblutungsfördernd, erwärmend.

Zu empfehlen bei
– rheumatischen, nicht entzündlichen Beschwerden
– Muskelverspannungen
– optimale Vorbereitung für eine Massage

Nicht bei unklaren Bauchbeschwerden.

Kneippen mit Kindern

> Kindern soll das Kneippen Spass und Freude machen!

Kleine Kinder lieben Spiele mit dem Wasser besonders. Nutzen wir diese Spielfreude und führen sie sanft – ohne Zwang und Belehrung – ein ins Kneippen. So erfährt das Kind von klein an, wie hilfreich einfache, natürliche Anwendungen zur Gesunderhaltung und bei kleinen Störungen sind, wie es damit morgens schnell munter wird oder abends gut einschlafen kann und vieles mehr.

Was Sie beim Kneippen mit Ihrem Kind besonders beachten sollten

Der kindliche Wärmehaushalt reagiert empfindlicher als beim Erwachsenen. Der kleine Körper verliert sehr schnell und sehr viel an Körperwärme. Wenden Sie deshalb beim Kind unter 4 Jahren keine kalten Güsse oder Bäder an. Dosieren Sie alle Anwendungen dem Alter entsprechend mild und zeitlich kurz. Erschrecken Sie Ihr Kind nicht mit kaltem Wasser und lassen Sie es auch nie unbeaufsichtigt.

Ansonsten gelten die Goldenen Kneipp-Regeln auf Seite 27 f.

Schnelle Hilfen bei leichten Störungen
– gute Einschlafhilfen: Warmes Fussbad, Wassertreten oder Unterkörperwaschung
– herrliche Muntermacher für Ihren kleinen Morgenmuffel: Oberkörperwaschung, Trockenbürsten oder Wassertreten
– warmes Fussbad bei Frösteln oder Erkältung der Atemwege
– warme Brustauflage, Dämpfe bei Erkältungen der Atemwege

- Halswickel bei Halsweh, warme Leibauflage bei Blähungen
- Teilwaschung in Serien oder nasse Socken bei Fieber

Bei akuten, hochfiebrigen Kinderkrankheiten erst nach Absprache mit dem Arzt mit Kneipp-Anwendungen behandeln.

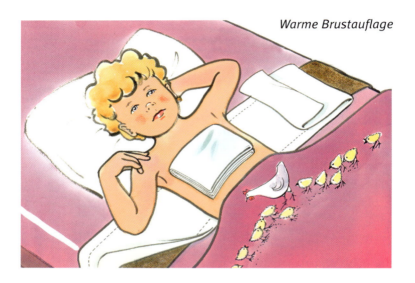

Warme Brustauflage

Kinder vernünftig abhärten

Beginnen Sie sanft mit kleinen Anwendungen. Verwenden Sie anfangs leicht temperiertes d. h. zimmerwarmes Wasser von etwa 19 bis 22 Grad. Steigern Sie allmählich und vorsichtig die Reizstärke und beobachten Sie dabei gut die Reaktion Ihres Kindes.

Säugling

Vorsichtig gewöhnen Sie den Säugling ab der 6. Lebenswoche an frische Luft, im Freien der Aussentemperatur angepasst, entsprechend zugedeckt und angezogen. Oder wir lassen ihn nackt strampeln, anfangs etwa eine Minute, im gut gelüfteten, zugfreien Zimmer bei angenehmer Zimmertemperatur. Der Körper und die Füsse müssen vor dem Luftbad warm sein.

Kleinkind ab einem Jahr

Waschungen anfangs mit temperiertem Wasser, danach abtrocknen. Beginnen Sie mit einer kleinen Teilwaschung, z. B. am Morgen nur die Arme und am Abend nur die Beine waschen.

Kleinkind ab 2 Jahren

- Wassertreten, anfangs mit temperiertem Wasser
- Kaltwaschung nach jedem warmen Bad und abtrocknen
- Trockenbürsten oder Abrubbeln mit einem Frottiertuch
- Luft- und Sonnenbad

Kleinkind ab 3 Jahren

- Kaltwaschung und nachher nicht abtrocknen. Schlüpfen Sie bis zur Wiedererwärmung mit dem Kind ins warme Bett.
- Tau-, Schnee- und Barfusslaufen

Kleinkind ab 4 Jahren

Beginnen Sie mit leicht temperiertem Wasser mit kleinen Güssen: z. B. Gesichts-, Arm- und Kniguss.

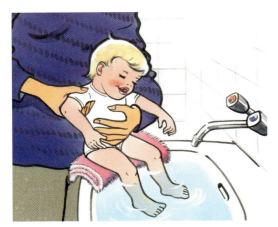

Warmes Fussbad

Die Kneipp Heilkräuter-Apotheke

Die gebräuchlichste Anwendungsform ist der Heilkräutertee.

Heilpflanzen, zum richtigen Zeitpunkt und am richtigen Standort geerntet, werden sorgfältig getrocknet und in Säckchen aufbewahrt. Wer dies nicht einwandfrei versteht, sollte die Heilkräuter in der Drogerie kaufen. Auch bei der Teezubereitung sind Regeln zu beachten, sonst gehen wertvolle Wirkstoffe verloren.

Teezubereitung

Dosis pro Tasse ein Teelöffel Kräuter

Teeaufguss

Blüten und Blätter
Heisses Wasser über die Kräuter giessen und zugedeckt 10 Minuten ziehen lassen. Abseihen und langsam schluckweise trinken.

Teeabkochung

Wurzeln, Hölzer und Rinden
Mit kaltem Wasser ansetzen, langsam erwärmen, kurz aufkochen und zugedeckt etwas ziehen lassen.

Kaltauszug

Schleimhaltige Drogen wie Leinsamen, Quitten- und Hagebuttenkerne
Mit kaltem Wasser ansetzen und ca. 12 Stunden lang ziehen lassen.

Kalt-Warm-Auszug

Verschiedene Zusammensetzung: Blüten, Blätter, Rinden, Hölzer, Wurzeln

Mit der Hälfte kaltem Wasser ansetzen, 12 Stunden ziehen lassen, abseihen, Drogenrest mit der anderen Hälfte Wasser kurz aufkochen, zugedeckt ziehen lassen und beide Auszüge zusammengiessen.

Tee-Trinken

Langsam schluckweise und nur eine Tasse Tee auf einmal trinken. Nierentees, die den Organismus durchspülen müssen, 2–3 Tassen hintereinander trinken. Bittertee zur Appetitanregung trinkt man vor und als Verdauungshilfe nach dem Essen.

Das richtige Heilkräutlein

Atemwege

Angina, Halsweh	Salbei-Aufguss:	Gurgelmittel, entzündungswidrig
	Thymian-Aufguss:	desinfizierend, schleimlösend
	Kamille-Aufguss:	desinfizierend, schleim- und krampflösend
	Kalt-Warm-Auszug:	Hagebutte, natürliches Vitamin C
Bronchitis, Husten	Thymian, Spitzwegerich, Huflattich, Isländisch Moos, Anis, Fenchel, Kümmel, Eukalyptus, Bibernelle, Andorn, Lungenkraut, Eibisch, Königskerze	
	Teeaufguss mit:	Thymian, Huflattich, Seifenkraut und Bibernelle
	Kindertee mit Fenchel und Meisterwurz	
Schleimhaut-Gewebe, stärkend	Teeaufguss mit Zinnkraut, Lungenkraut, Hanfnessel, Schliessgraswurzel und Vogelknöterich	

	Bei dauernder Erkältung sind kieselsäurehaltige Pflanzen für die Haut und Schleimhäute wertvoll. In der Ernährung: Hirse, Buchweizen, Vollreis
Asthma	Eibisch, Thymian, Huflattich, Isländisch Moos, Pestwurz, Sonnentau, Fenchel, Eukalyptus, Spitzwegerich Tee für Kleinkinder mit Huflattich und Pestwurz
Erkältung, Grippe, Fieber	Lindenblüten, Holunderblüten, Thymian, Spierstaude, Stechpalmenblätter, Schafgarbe, Fieberklee, Bibernelle, Weidenrinde (in Teemischung)

Verdauung

Appetitmangel	Löwenzahn, Schafgarbe, Krauseminze, Wermut, Enzian, Kalmus, Tausendguldenkraut
Nervöse Beschwerden Magen-Darm	Kamille, Kümmel, Johanniskraut, Knoblauch, Pestwurz, Wermut, Salbei, Melisse, Pfefferminze, Verveine, Tausendguldenkraut
Magen-Darm-Katarrh	Kamille, Kalmus, Salbei, Thymian, Pfefferminze, Ringelblume
Magenschwäche	Tee Kalt-Warm-Auszug: Eibisch, Salbei, Leinsamen, Tausendguldenkraut und Orangenschalen Magenteeabkochung: Anis, Enzian, Fenchel, Kümmel und Wermut
Magenschleimhaut-Entzündung	Kalt-Warm-Auszug: Kümmel, Salbei, Pfefferminze, Kamille, Leinsamen und Eibischwurzeln
Sodbrennen	Teeaufguss mit Tausendguldenkraut oder Fieberklee, Leinsamen einnehmen, Ingwerwurzel kauen

Verstopfung	Leinsamen, Flohsamen, Faulbaumrinde, Kreuzdorn, Quittenkerne, Alpenwegerichsamen, Süssholz
Blähungen	Kümmel, Fenchel, Anis, Pfefferminze, Schafgarbe, Iva, Engelwurz, Fieberklee, Bärlauch, Knoblauch Teeaufguss mit Fenchel, Kümmel, Anis, Kamille und Pfefferminze Tee für Kleinkinder mit Fenchel
Durchfall	Heidelbeere, Tormentill, Thymian, Pfefferminze, Leinsamen, Gamander, Schlangenknöterich, Stiefmütterchen, Eichenrinde (in Teemischung), Haferschleim, Heilerde
Leber, Galle	Anregend und pflegend: Löwenzahn, Krauseminze, Pfefferminze, Schafgarbe, Engelsüss, Artischocke, Ringelblume, Andorn, Odermennig, Berberitzenrinde, Mariendistel, Heidelbeere (Leberdiät)

Nieren, Blase

Entzündung	Harntreibend, entzündungswidrig und desinfizierend: Goldrute, Birkenblatt, Bärentraubenblätter, Preiselbeerblatt, Schliessgras, Brennessel, Echinaceawurzeln oder -tropfen in Teemischung
Schwäche	Harntreibend bei Wasserstauungen: Zinnkraut, Labkraut, Bruchkraut, Liebstöckel, Hauhechel, Seifenkraut, Attich, Bohnenschalen, Wacholder (nicht bei Nierenentzündung), Peterli (nur mässig anwenden), Indischer Nierentee (spezielle Teemischung)
Stärkungs-Kur	Teeaufguss mit Goldrute, Brennessel, Hauhechel, Petersilie und Bohnenschale Morgens: 2 Esslöffel Birkensaft Mittags: 2 Esslöffel Zinnkrautsaft Abends: Ringelblumenessenz 10–20 Tropfen

Die Kneipp-Heilkräuter-Apotheke

Herz und Kreislauf

Herzpflege	Altersherz: Melisse, Weissdorn und Gingko Äusserlich mit Arnikasalbe Herzgegend einmassieren.
Arterien	Verkalkung: Weissdorn, Mistel, Knoblauch, Bärlauch
Kreislauf	Anregender Teeaufguss mit Birken- und Rosmarinblättern, Zinnkraut, Attichwurzel, Weinraute, Sanddorn, Schafgarbe und Berberitzenrinde
Venenstörungen, Venenstauungen, Krampfadern, Hämorrhoiden	Raute, Schafgarbe, Berberitze, Faulbaum, Alpenrose, Honigklee, Steinklee, Mariendistel, Rosskastanie, Buchweizen
Venenpflege	Tee Kalt-Warm-Auszug: Eibisch, Meisterwurz, Wermut, Schafgarbe, Alpenrose und Faulbaum
Blutdruck niedrig	Teeaufguss mit Rosmarin, Zinnkraut, Mistel, Blasentang und Weissdorn Äusserlich mit Arnikasalbe Herzgegend einmassieren, wirkt tonisierend.
Blutdruck hoch	Weissdorn, Mistel, Bärlauch, Knoblauch, Löwenschwanz, Olivenblatt, Rauwolfia. Teeaufguss mit Birke, Zinnkraut, Mistel und Olivenblatt
Blutarmut	Brennnesselblätter, Tausendguldenkraut, Schafgarbe
Blutreinigung	Löwenzahn, Birkenblatt, Brennnessel, Zinnkraut, Klette, Stiefmütterchen, Quecke, Zwiebel, Kresse
Stoffwechsel, Rheuma, Gicht	Brennnessel, Birke, Löwenzahn, Holunder, Schlehen, Schafgarbe, Hauhechel, Quecke, Bärlauch, Zwiebel

Nervenkraft

Anregung	Rosmarin, Pfefferminze, Löwenzahn
Beruhigung	Melisse, Lavendel, Hopfen, Baldrian, Johanniskraut
Schwäche	Teeaufguss mit Johanniskraut, Melisse, Baldrian und Lavendel Johannisöl einreiben in die Magengegend reguliert die Funktionen des vegetativen Nervensystems
Schlaflosigkeit	Kräuter-KUR: Abends: Teeaufguss mit Melisse, Hopfen, Lavendel, Johanniskaut und Erika Morgens: Rosmarin-Frischauszug 5–10 Tropfen Mittags: Johannisöl oder -blütensaft 10–15 Tropfen Abends: Raute-Frischauszug 5–10 Tropfen, Lavendelbad
Nachtschweiss	Salbei
Wechseljahre	Borretsch, Nachtkerzenöl
Migräne	Lavendel, Melisse, Pfefferminze, Kamille

Weitere Anwendungsformen der Heilpflanzen

Gemüse, Salate
Frische junge Blättchen im Frühling als Blutreinigungskur zu Salaten und Gemüsen zubereiten: Bärlauch, Brennnessel, Löwenzahn, Brunnenkresse, Wegerich, Radieschenblätter, Sauerampfer, Schafgarbe.

Gewürze
Frische Gewürzkräuter sind reich an Aromastoffen und Duftölen, regen die Verdauung an und helfen Salz sparen. Getrocknete Kräuter bilden einen guten Ersatz.

Kräutertinktur
Frische Kräuter werden mit 75%igem Alkohol versetzt und dann ausgepresst.

Kräuteressenz
Aus Frischpflanzensäften werden durch schonendes Verfahren grobe und gärungserzeugende Stoffe bis zur Klärung ausgeschieden. Essenzen sind biologisch hochaktiv und werden tropfenweise eingenommen.

Kräuterwein, Kräuteröl und Kräuteralkohol
Frische oder getrocknete Heilkräuter bleiben mit Alkohol, Öl oder Wein versetzt einige Tage oder Wochen stehen und werden dann abfiltriert. Pflanzenduft- und -wirkstoffe werden gelöst und gehen in die Flüssigkeit über, die in kleinen Portionen likörglasweise getrunken oder als Einreibemittel verwendet wird.

Kräuter-Salbe
In pflanzlicher Salbengrundlage lösen sich die Duft- und Wirkstoffe der Kräuter.

Frischpflanzensäfte beinhalten die natürlichen Wirkstoffe:

Bärlauch	Blutdrucksenkend, stoffwechselfördernd
Birkensaft	Harntreibend, schwach desinfizierend
Brennnessel	Blutbildend, darmpflegend, Frühjahrskur
Johanniskraut	Depressive Zustände, vegetatives Nervensystem
Löwenzahn	Blutreinigung, Anregung Leber-Galle-Funktion
Melissen	Beruhigend, Migräne, Schlaflosigkeit, herzstärkend
Schafgarbe	Venenstauungen, Periodestörungen
Wermutsaft	Regelt Tätigkeit der Verdauungsdrüsen
Zinnkrautsaft	Gewebefestigend, harntreibend, Ekzeme

Gemüserohsäfte

Kartoffelsaft	Magenbeschwerden, Übersäuerung, Magengeschwüre
Randensaft	Regeneration und Aktivierung der roten Blutkörper, bei Blutarmut und niedrigem Blutdruck
Rüblisaft	Für gesunde Darmflora, Stärkung der Sehkraft
Sauerkrautsaft	Chronische Verstopfung, regenerierend
Selleriesaft	Entwässernd, entschlackend bei Rheuma und Arthritis
Tomatensaft	Nervensystem, Haut, natürliches Schönheitsmittel

Kneipp-Anwendungen nach Stichworten

> Alle Anwendungen ohne Temperaturangabe sind Kaltanwendungen

Abgeschlagenheit	Armguss, Brust-Oberguss, Armbad, Waschungen
Abhärtung	Abhärtungsübungen, Waschungen, Güsse, Wickel
Ableitend allgemein	Uk-Waschung, Wassertreten, Fussbad, Socken oder Wadenwickel, Knieguss, Taulaufen
Abszesse	Heisse Auflage Leinsamen, Bockshornklee, Lehm
Abwehrschwäche	Abhärtungsübungen, Waschungen, Fussbad warm
Akne	Kopfdampf, Auflage Lehm, Quark, Kohl, Gesichtsguss
Akute Entzündung	Auflage Quark, Kohl, Lehm
Angina pectoris	Heisse Auflage (nicht einwickeln), Armbad ansteigend
Angina tonsillaris	Halswickel, Auflage Quark, Lehm, Lendenwickel, Fussbad warm
Arthrose	Heisse Auflage Lehm, Heublumensack, Bad warm
Asthma bronchial	Heisse Auflage (im Anfall nicht einwickeln), Kopfdampf, Armbad oder Fussbad warm oder ansteigend
Atemwegserkrankung	Brustwickel, Kopfdampf, Ok-Waschung, Armguss
Atemanregend	Ok-Waschung, Armbad, Brustguss, Oberguss
Augenentzündung	Auflage Quark oder Kräuter (lauwarm): Augentrost, Fenchel, Brennnesselblätter, Kamille
Ausscheidung	Waschungen, Wickel, Dampf, Sauna, Taulaufen
Beine heisse	Socken, Knieguss, Uk-Waschung, Wassertreten
Beine schwere müde	Socken oder Wadenwickel, Wassertreten, Fussbad, Guss
Beine Stauungen	Auflage mit Quark, Lehm, Arnika, Socken oder Wadenwickel, Uk-Waschung, Fussbad, Wassertreten, Knieguss

Kneipp-Anwendungen nach Stichworten

Bein-Venen-Leiden	Wassertreten, Knieguss, Uk-Waschung, Socken oder Wadenwickel, Fussbad, Auflage Quark, Lehm, Arnika, Schenkelguss
Beruhigung	Dreiviertelbad warm, Lendenwickel, Socken oder Wadenwickel, Fussbad warm
Bettnässen	Heisse Auflage auf Blasengegend, Waschungen, Fussbad oder Sitzbad warm mit Zinnkraut
	Morgens: Taulaufen, Wassertreten oder Knieguss
Bindehautentzündung	Auflage Quark, Kräuter (lauwarm), Fenchel, Augentrost
Blähungen	Bauchwaschung, Lendenwickel, Auflage heiss
Blasenentzündung	Fussbad oder Sitzbad warm oder ansteigend, heisse Auflage auf Blasengegend
Blasenschwäche	Fuss- oder Sitzbad warm, ansteigend oder Wechselsitzbad
Blasensteine	Heisse Auflage auf Blasengegend, ansteigendes Sitzbad
Blutandrang Kopf	Socken, Wassertreten, Fussbad, Wechselfussbad, Uk-Waschung, Taulaufen, Lendenwickel, Güsse, Trockenbürsten
Blutarmut	Abhärtungsübungen, Waschungen
Bluterguss	Auflage Quark, Lehm, Arnika, Socken
Blutdruck hoch	Lendenwickel, Socken oder Wadenwickel, Knieguss, Trockenbürsten
niedrig	Trockenbürsten, Armbad, Brustguss, Oberguss, Ok-Waschung, Bürstenbad, Gymnastik
regulierend	Trockenbürsten, Lendenwickel, Wechselarmbad, Fussbad, Wechselfussbad
Blutreinigung	Wickel, Güsse, Waschungen, Bäder
Blutzirkulation	Wassertreten, Waschungen, Güsse, Wickel, Trockenbürsten
Bronchitis akut	Ok-Waschung, Brustwickel, Kopfdampf, Auflage Lehm, Kohl, Zwiebel
chronisch und fieberlos	Heisse Auflage, Armbad warm, Kopfdampf, Fussbad warm oder ansteigend
Brust heiss	Beim Stillen: Auflage Quark

Brustwarzen	Entzündung beim Stillen: Auflage Quark
Darmschwäche	Bauchwaschung, Halbbad, Wechsel-Sitzbad
Diabetes	Wickel, Luft- und Sonnenbad, Waschungen, Dreiviertelbad mit Heublumen, Lendenwickel
Durchblutung Beine	Wassertreten, Taulaufen, Uk-Waschung, Fussbad kalt, warm, ansteigend oder wechselnd, Knieguss, Schenkelguss
Durchblutung Arme und Brustorgane	Armguss, Armbad kalt, warm, ansteigend oder wechselnd, Ok-Waschung, Brustguss, Oberguss, Brustwickel, Trockenbürsten
Durchfall	Heisse Auflage bei Koliken, Lehm innerlich
Durchschlafen	Fussbad warm, Uk-Waschung, Bauchwaschung,- Socken oder Wadenwickel
Durchzugserkältung	Heisse Auflage, Heublumensack, heisser Guss
Einschlafhilfen	Bauchwaschung, Uk-Waschung, Fussbad warm, Socken oder Wadenwickel, Wassertreten, Knieguss, Lendenwickel, Vollbad warm, Luftbad
Ekzeme	Warme Bäder oder Teilbäder mit Kräutern: Zinnkraut, Storchenschnabel, Stiefmütterchen, Sanikel u. a., Auflage Lehm, Kohl, Kräuter
Entschlackung	Wärmestauende Lendenwickel oder Kurzwickel, Bürstenbad, Sauna
Entzündung akut	Wickel, Auflage Quark, Lehm, Kohl, Arnika, Kräuter
Erfrischung	Gesichtsguss, Armguss, Ok-Waschung, Armbad, Brust- oder Oberguss
Erkältung Beginn	Fussbad oder Dreiviertelbad warm oder ansteigend, Kopfdampf, Auflage Zwiebel, Waschungen, Armguss
Erkältung chronisch	Wechselfussbad, heisse Auflage, Heublumensack, Dampf
Erschöpfung	Waschung, Wechselfussbad
Fasten	Trockenbürsten, Waschungen vom Bett aus, Bürstenbad, Lendenwickel
Fettstoffwechsel	Kurzwickel, Sauna, Luft- und Sonnenbad, Trockenbürsten, Bewegung
Fieber senken	Serienwaschung, Serienwickel oder -socken

Kneipp-Anwendungen nach Stichworten

Fieber erzeugen	Serienwaschung, schweisstreibender Wickel, Fuss-, Sitz- oder Dreiviertelbad warm oder ansteigend mit Thymian- oder Heublumenzusatz
Frieren, Frösteln	Fussbad warm oder ansteigend, Trockenbürsten, Luftbad
Frostbeulen	Auflage Kohl, Lehm, Teil- oder Wechselbad warm
	Mit Zusatz: Eichenrinde, Zinnkraut oder Salbei
Furunkel	Heisse Auflage Leinsamen, Bockshornklee, Lehm, Käslikraut, Sanikel oder Salbei
Fussmuskulatur	Taulaufen, Barfusslaufen, Wassertreten, Fussbad, Wechselfussbad
Fusspilz	Fussbad warm mit Eichenrinde oder Zinnkraut
Fussschweiss	Fussbad warm, Taulaufen
Gallenbeschwerden	Heisse Auflage (chronisch), Heublumensack
Gasbildung Darm	Heisse Auflage, Bauchwaschung, Lehm innerlich
Gefässkrämpfe	Fussbad ansteigend
Gefässtraining	Güsse, Wechselgüsse, Bäder, Wechselbäder, Waschungen
Gelenkentzündung	Auflage Lehm, Quark, Kohl
Gelenkrheuma akut	Waschung, Wickel, Socken, Auflage Lehm, Quark
chronisch	Warmes Bad oder Teilbad, heisse Auflage Lehm
Gerstenkörner	Auflage Quark, Augentrost (lauwarm)
Geschwüre	Auflage Kohl, Lehm, heisse Auflage Bockshornklee
Gesichtsneuralgien	Auflage Kohl, Gesichtsguss warm
Gesunderhaltung	Abhärtungsübungen, Waschungen, Lendenwickel, Güsse
Gicht akut	Auflage Kohl, Lehm, Guss, lauwarmer Heublumensack
Gicht chronisch	Warme Bäder oder Teilbäder mit Heublumen oder Haferstroh, heisse Auflage, Sonnenbad, wärmestauende Wickel
Grippe Infektion	Fussbad warm oder ansteigend, Waschungen, Wickel, Dampf
Gürtelrose	Auflage Quark, Lehm, Kohl
Halsentzündung	Halswickel Quark, Lehm, Zwiebel, Fussbad warm

Halskehre	Heisse Auflage, Nackenguss heiss
Hämorrhoiden	Auflage Quark, Halbbad, Wechselsitzbad mit Eichenrinde, Schenkelguss, Waschungen
Harnleitersteine	Sitzbad ansteigend, heisse Auflage
Harnverhalten	Fussbad warm
Harnwegsinfekte	Fuss- oder Sitzbad, warm oder im Wechsel, heisse Auflage oder Dampfkompresse auf die Blasengegend (Zinnkrautzusatz)
Hauterkrankung	Arzt – Auflage Quark, Lehm, Luft- und Sonnenbad, wärmestauende Wickel
Hautstoffwechsel	Trockenbürsten, Wickel, Waschung, Bürstenbad, Sauna
Heiserkeit	Heisser Halswickel mit Lehm, Kopfdampf
Herzentkrampfend	Armbad ansteigend
Herzstärkung	Armguss, Armbad, Rückenwaschung
Herzenge	Armbad ansteigend, Waschung
Herzjagen nervöses	Ok-Waschung, kalte Herz- oder Stirnkompresse, Armguss, Armbad (nicht bei Angina pectoris)
Hexenschuss	Lumbalguss heiss, heisse Auflage, Fussbad warm, Bad warm
Hühneraugen	Fussbad warm, heisse Auflage mit Käslikraut
Husten	Auflage Zwiebel, Kopfdampf
Infekte chronisch	Fussbad warm oder ansteigend, Waschungen
Infektanfälligkeit	Abhärtungsübungen, Waschungen, Fussbad warm, Wechselfussbad, Lendenwickel
Infekte fieberhaft	Serienwaschung, Serienwickel
Ischias	Heisse Auflage, Lumbalguss heiss, Sauna, Sonnenbad, Fussbad warm oder Bad warm
Insektenstich	Auflage Lehm, Honig, Zwiebel, Huflattich- oder Spitzwegerichblatt
Kalte Füsse	Fussbad warm, wechselnd oder ansteigend, Wassertreten, Schneegehen, Taulaufen, Trockenbürsten, Uk-Waschung
Katarrh	Halswickel, Fussbad warm oder ansteigend, Kopfdampf, Ok-Waschung

Kehlkopfentzündung	Halswickel, Auflage, Lehm, Kohl, Kopfdampf
Keuchhusten	Heisse Auflage, Heublumensack
Kieferhöhlenkatarrh	Heisse Auflage Bockshornklee, Leinsamen, Fussbad warm
Knochenbruch	Nach Gipsabnahme wärmestauende Wickel, Auflage Wallwurz
Koliken	Heisse Auflage Heusack, Kartoffelsack
Kopfschmerzen	Wassertreten, Taulaufen, Armbad, Fussbad, Gesichtsguss, Armguss, Knieguss, Socken, Wadenwickel, Lendenwickel, Nackenguss, heisse Nackenauflage, Kopfdampf, Fussbad warm oder wechselnd
Krampfadern	Socken, Wadenwickel, Auflage Quark, Lehm, Kohl, Wassertreten, Taulaufen, Uk-Waschungen, Güsse
Krämpfe	Heisse Auflage
Kreislauf anregend	Waschungen, Armguss, Brustguss, Oberguss, Trockenbürsten, Wechselbad oder Wechselguss an Armen oder Beinen, Halbbad, Wickel, Taulaufen, Bürstenbad mit Rosmarin
Leberbeschwerden	Heisse Auflage
Lungenentzündung	Ok-Waschung, Auflage Quark, Brustwickel
Lymphgefässentzündung	Auflage Lehm
Magen-Darm-Katarrh	Bauchwaschung, Heisse Auflage
Magenübersäuerung	Heisse Auflage, Waschungen
	Innerlich: Lehm, Leinsamen, Kartoffelsaft
Mandelentzündung	Halswickel, Lehm, Quark, ansteigendes Fussbad
Masern	Brustwickel
Massagevorbereitung	Heisse Rolle, warmes Bad
Menstruations- beschwerden	Heisse Auflage, Fussbad warm oder ansteigend, Heisse Rolle
Migräne	Fussbad ansteigend oder im Wechsel, Wadenwickel oder Socken, Gesichtsguss, Wassertreten, Taulaufen, Knieguss, Nackenguss heiss, heisse Nackenauflage, Trockenbürsten
Muntermacher	Armguss, Armbad, Wassertreten, Trockenbürsten, Taulaufen, Ok-Waschung
Muskelkater	Warme Bäder, Sauna, vorbereitendes Training

Muskelverspannung	Heisse Rolle, heisse Auflage, Sauna
Nackensteife	Heisse Auflage, heisser Nackenguss
Nagelbettentzündung	Armbad oder Fussbad ansteigend
Nagelpilz	Heisse Teilbäder, heisse Auflage mit Zusatz: Eichenrinde, Heublumen, Käslikraut, Bockshornklee
Nasenbluten	Fussbad, Knieguss
Nasen-Rachenkatarrh	Halswickel, Ok-Waschung, Zwiebelauflage, Dampf-, Fussbad warm
Nasen-Stirnhöhlen	Entzündung: Heisse Auflage Leinsamen, Bockshornklee, Fussbad ansteigend, Wechselfussbad, Gesichtsdampf, Halswickel
Nervenschmerzen	Auflage mit Arnika, Kohl
Nervenstärkend	Waschungen, Lendenwickel, Luftbad, Taulaufen
Nervosität	Waschungen, Socken, warmes Lavendelbad
Nesselfieber	Auflage Lehm
Nierenentzündung	Heisse Auflage, Fussbad oder Sitzbad warm oder ansteigend mit Haferstroh, Waschungen
Ohrensausen	Nackenguss heiss, Wechselfussbad
Ohrenweh	Ohrendampf, Auflage Zwiebel
Pilzerkrankungen	Warme Bäder
Poly-Arthrosen	Wechselbäder
Prellung	Auflage Quark, Lehm, Arnika, Socken
Prostata	Sitzbad warm oder Wechselsitzbad mit Zinnkraut
Quetschung	Auflage Lehm, Quark, Arnika
Rachitis	Luft- und Sonnenbad, Waschungen
Raucherhusten	Heisse Auflage
Rheuma chronisch	Heisse Auflage Lehm, Waschungen, Sonnenbad, Bad oder Teilbad warm oder wechselnd mit Wacholder oder Heublumen, Sauna, heisse Rolle, Lumbalguss heiss
Rheuma entzündlich	Auflage Lehm, Quark, Kohl, Waschung, Wickel, Güsse
Rippenfellentzündung	Brustwickel, Ok-Waschung
Rückenmuskulatur	Rückenwaschung, Kurzwickel
Rücken-Verspannung	Lumbalguss heiss, heisse Auflage, heisse Rolle

Schilddrüsen	Leichte Überfunktion: Halswickel, Auflage Lehm
Schlafstörungen	Fussbad warm oder wechselnd, Bauchwaschung, Socken, Wassertreten, Kniguss, Vollbad warm
Schleimbeutelentzündung	Auflage Kohl, Lehm, Zinnkraut
Schnupfen	Fussbad warm oder ansteigend, Ok-Waschung, Nasendampf, Zwiebel
Schuppenflechte	Auflage Lehm mit Meerwasser, Luft-Sonnenbad
Schüttelfrost	Wärme zuführen, aufsteigendes Fussbad
Schwächezustände	Waschung
Schwangerschaft	Waschungen, Sitzbad warm, Halbbad, Trockenbürsten
Schwellungen	Auflage Lehm, Quark, Arnika
Schwindel	Armguss, Fussbad warm
Sehnenscheidenentzündung	Auflage Lehm, Quark, Arnika, Güsse, Socken
Sexuelle Dysfunktion	Wechselsitzbad, Halbbad, Güsse, Bad warm
Sonnenbrand	Auflage Quark, Lehm
Sportzerrung	Auflage Lehm, Quark, Arnika
Steinleiden	Sitzbad warm, heisse Auflage, wärmestauende Wickel
Stirnhöhlenentzündung	Heisse Auflage Leinsamen, Bockshornklee, Fussbad warm, ansteigend oder Wechselfussbad, Kopfdampf
Stoffwechselanregung	Kurzwickel, Güsse, Waschung, Sauna, Luftbad
Stress, Erschöpfung	Halbbad, Wickel, Waschung, Bad warm, Sauna
Tennisarm	Auflage Lehm, Quark, Arnika
Tuberkulose	Luft- und Sonnenbad
Übergewicht	Kurzwickel, Bauchwaschung, Bürstenbad, Sauna, Gymnastik
Überhitzung	Ok-Waschung, Fussbad, Halbbad, Socken
Unausgeglichenheit	Waschungen, Abhärtungsübungen, Wickel, Güsse, Sauna
Unruhe, Erregung	Herzkompresse kalt, Uk-Waschung, Socken
Unterleibsentzündung	Warme Auflage, Fussbad
Unterleibsorgane	Stärkung: Wassertreten, Knieguss, Schenkelguss, Halbbad

Kneipp-Anwendungen nach Stichworten

Vegetative Dystonie	Abhärtungsübungen, Waschung, Halbbad, Sauna, Bäder warm
Venenentzündung	Wassertreten, Auflage Quark, Lehm, Kohl, Socken oder Wadenwickel, Güsse
Verbrennung leicht	Auflage Quark, Lehm
Verdauungsstörung	Heisse Auflage, Bauchwaschung
Verrenkung	Auflage Quark, Lehm, Arnika
Vergiftung: Nahrung oder Medikamente	Heilerde innerlich, schweisstreibende Lendenwickel
Verschleisserscheinung	Warme Bäder, heisse Auflage
Verspannungen	Dreiviertel- oder Vollbad warm, heisse Auflage, heisse Rolle
Nacken chronisch	Heisse Auflage, Nackenguss heiss
Rücken, Lenden	Heisse Auflage, Heisse Rolle, Lumbalguss heiss
Verstauchung	Auflage Quark, Lehm, Arnika, Wallwurz
Verstopfung	Bauchwaschung, heisse Auflage, Sitzbad warm
Wärmehaushalt	Waschungen, Wassertreten, Güsse, Bäder, Wickel
Wechseljahre	Halbbad, Lendenwickel, Waschungen, Sauna, Trockenbürsten, Luftbad, Wechselfussbad, Sitzbad warm oder wechselnd mit Zinnkraut
Wetterfühligkeit	Abhärtungsübungen, Waschungen, Nackenguss
Wundliegen	Waschungen
Zellulitis	Trockenbürsten, Schenkelguss, Gymnastik
Zuckerkrankheit	siehe Diabetes

Alle Anwendungen ohne Temperaturangabe sind Kaltanwendungen

Abkürzungen
Ok-Waschung = Oberkörperwaschung
Uk-Waschung = Unterkörperwaschung

Kneipp-Anwendungen von A–Z

Abhärtungsübungen 31
Abguss 92
Armbad kalt 53
Armbad warm/im Wechsel/
  ansteigend 54
Armguss 83
Augenguss 82
Arnika-Auflage 116
Auflage heiss 122
Auflage kalt 115
Auflagen-Zusätze 131
Bäder 51
Badezusätze 70
Barfusslaufen 34
Bauchwaschung 43
Brustguss 84
Brustwickel 108
Bürstenbad 69
Dämpfe 71
Dampfkompresse 124
Dampf-Kräuterzusätze 73
Dreiviertelbad warm/
  ansteigend 66
Fussbad kalt/warm 57
Fussbad ansteigend 60
Fussbad im Wechsel 61
Ganzwaschung 46
Gesichtsguss 80
Güsse 74
Halbbad kalt 65
Halswickel 107
Heisse Rolle 133
Heublumensack 126
Kartoffelsack 125

Kneippen mit Kindern 135
Knieguss 87
Kohl-Auflage 120
Kopfdampf 71
Krankenwaschung 47
Kurzwickel 111
Lehm-Auflage heiss 123
Lehm-Auflage kalt 118
Lendenwickel 110
Luftbad 35
Lumbalguss 94
Nackenguss 93
Nasendampf 72
Nasse Socken 103
Oberguss 86
Oberkörperwaschung 42
Ohrendampf 72
Quark-Auflage 116
Sauna 39
Schenkelguss 88
Schneegehen 34
Serienwaschung 49
Sitzbad warm/im Wechsel . . . 63
Sonnenbad 36
Taulaufen 33
Trockenbürsten 37
Unterkörperwaschung 45
Vollbad warm/ansteigend . . . 66
Vollguss 91
Wadenwickel 106
Waschungen 40
Wassertreten 31
Wickel 96
Zwiebel-Auflage 121

Quellen, weiterführende Literatur

- Anderson, Michael: *Güsse, Bäder, Packungen Wickel. Hausmittel und Kneippkuren wirken besser, länger, ohne Nebenwirkungen.* Jopp/Oesch Verlag, Zürich 2005.
- Coué, Emile: *Autosuggestion. Die Kraft der Selbstbeeinflussung durch positives Denken.* 5., überarbeitete und erweiterte Ausgabe 2007. Oesch Verlag, Zürich
- Kneipp, Sebastian: *Pfarrer Kneipps Hausapotheke. Kräuter, Tees, Tinkturen, Öle und Pulver aus des Herrgotts Garten.* Jopp/Oesch Verlag, Zürich 2005.
- Kneipp, Sebastian: *Pfarrer Kneipps Wasserkur Körperliche und seelische Regeneration mit der »Kneippkur«.* Jopp/Oesch Verlag, Zürich 2005
- Kneipp, Sebastian: *Kinderpflege in gesunden und kranken Tagen.* Neuausgabe 2006, Oesch Verlag, Zürich
- Rosen, Dr. med.: *Die Dr. von Rosen-Kur. Entschlackung, Ernährung, Bewegung: ganz natürlich gesund.* März 2008 Oesch Verlag, Zürich

Kneipp-Bücher Schweizer Kneippverband
- *Kneipps Gesundheitsquellen und Naturapotheke*
- *Gsundi Choscht (Gesunde Kost)*, Vier-Jahreszeiten-Wegweiser für naturnahe Ernährung
- *KNEIPP natürlich leben*, Monatliche Kneipp-Zeitschrift

Dank

Ich danke Schwester Basilia und Schwester Jolanda, Kneipptherapeutinnen im «kneipp hof» Dussnang, für die fachkundige Beratung, vor allem im medizinischen Anwendungs- und Wirkungsbereich, Evelyne Langner und Drogist Claude Roggen für die Beratung in ihren Fachgebieten, Gerda Störi für die sorgfältige Skriptkorrektur und Grafiker Rolf Stickel für die Illustration.

Resi Meier

Wichtige Adressen

Kneipp-Bund e.V.
Adolf-Scholz-Allee 6–8
86825 Bad Wörishofen
Tel. 08247/3002 - 0
Fax 08247/3002 - 199

bundesverband@kneippbund.de
www.kneippbund.de

Internationale Konföderation der Kneipp-Bewegung
Generalsekretariat
Tel. 08247/3002 - 103

Adresse: s/Kneippbund Deutschland

Kneippbund Italien/Südtirol
Mazziniplatz 18
39100 Bozen
Tel./Fax 0471 287 511

info@kneipp.it
www.kneipp.it
(Website in D- und I-Version)

Kneippbund Österreich
Kunigundenweg 10
8700 Leoben
Tel. 03842 21 718
Fax 03842 21 718-19

office@kneippbund.at
www.kneippbund.at

Schweizer Kneippverband
Sekretariat
Weissensteinstrasse 35
3007 Bern
Tel. 031/372 45 43
Fax 031/372 91 61

info@kneipp.ch
www.kneipp.ch

Die Kneippverbände in D, A und CH sind in Landes- bzw. Ortsgruppen organisiert. Organisierte Kneippbewegungen existieren auch in den Niederlanden, Polen, Ungarn und Slowenien.

Natur hilft heilen

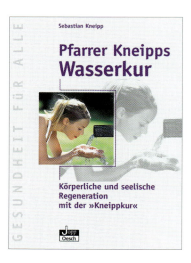

Sebastian Kneipp

Pfarrer Kneipps Wasserkur

Körperliche und seelische Regeneration mit der »Kneippkur«

Neuausgabe (3. Auflage) mit den sw-Illustrationen der Originalausgabe, einem Glossar und dem farbig illustrierten Bericht über eine moderne Kneippkur in Bad Wörishofen von Renate Just.
ISBN 978-3-0350-5055-4

»Ich habe gesagt, was ich an dieser Stelle zu sagen für gut befand. Das Gesagte genügt, ein Bild des anklopfenden Fremden zu geben: man möge ihn entweder freundschaftlich einlassen oder ungehört von der Türe weisen.«
Kneipps Kräuterheilkunde und seine Wasserkur, das »Kneippen«, sind heute »moderner« denn je und überaus beliebt. Die Menschen in Deutschland, Österreich und der Schweiz haben dem Kräuter- und Wasserpfarrer niemals die Tür gewiesen, sondern sie weit aufgemacht und den Pfarrer und seine Lehren herzlich aufgenommen.

Jopp Verlag bei Oesch
Jungholzstraße 28, 8050 Zürich
Telefax 0041/44 305 70 66
E-Mail: info@oeschverlag.ch
www.joppverlag.ch
www.oeschverlag.ch

Bitte verlangen Sie unser Verlagsverzeichnis

Alle Bücher von Jopp/Oesch erhalten Sie in Ihrer Buchhandlung, Versand- und Internetbuchhandlung.

Natur hilft heilen

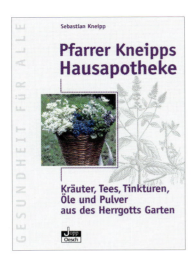

Sebastian Kneipp

Pfarrer Kneipps Hausapotheke

Kräuter, Tees, Tinkturen, Öle und Pulver aus des Herrgotts Garten

Neuausgabe (3. Auflage), 138 Seiten, mit 16 farbigen Bildtafeln, 50 sw Abbildungen, mit einer Kurzbiographie des Kräuterpfarrers

ISBN 978-3-0350-5056-1

»Ich habe gesagt, was ich an dieser Stelle zu sagen für gut befand. Das Gesagte genügt, ein Bild des anklopfenden Fremden zu geben: man möge ihn entweder freundschaftlich einlassen oder ungehört von der Türe weisen.«
Kneipps Kräuterheilkunde und seine Wasserkur, das »Kneippen«, sind heute »moderner« denn je und überaus beliebt. Die Menschen in Deutschland, Österreich und der Schweiz haben dem Kräuter- und Wasserpfarrer niemals die Tür gewiesen, sondern sie weit aufgemacht und den Pfarrer und seine Lehren herzlich aufgenommen.

Jopp Verlag bei Oesch

Jungholzstraße 28, 8050 Zürich
Telefax 0041/44 305 70 66
E-Mail: info@oeschverlag.ch
www.joppverlag.ch
www.oeschverlag.ch

Bitte verlangen Sie unser Verlagsverzeichnis

Alle Bücher von Jopp/Oesch erhalten Sie in Ihrer Buchhandlung, Versand- und Internetbuchhandlung.

Körperhaltung spricht Bände

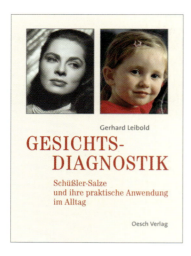

Gerhard Leibold

Gesichtsdiagnostik

Schüßler-Salze und ihre
praktische Anendung
im Alltag

2. Auflage
153 Seiten, gebunden,
mit vielen zweifarbigen
Zeichnungen
ISBN 978-3-0350-1505-8

Im Gesicht zeigt sich die Mangelerscheinung: Mit der Antlitzdiagnose nach Schüßler lassen sich Warnzeichen drohender Krankheiten oft lange vor Ausbruch erkennen. Das Diagnoseverfahren beruht auf praktischer Erfahrung, wissenschaftlich belegen läßt es sich kaum. Zusammen mit der biochemischen Therapie bildet es ein geschlossenes System; die Diagnose dient der Auswahl des *individuell richtigen* Wirkstoffs. Das bedeutet, daß den verschiedenen Merkmalen im Gesicht jeweils eines der Salze zugeordnet wird.

Oesch Verlag
Jungholzstraße 28, 8050 Zürich
Telefax 0041/44 305 70 66
E-Mail: info@oeschverlag.ch
www.oeschverlag.ch
www.joppverlag.de

Bitte verlangen Sie unser Verlagsverzeichnis

Alle Bücher von Jopp/Oesch erhalten Sie in Ihrer Buchhandlung,
Versand- und Internetbuchhandlung